中等卫生职业学校护理专业创新教材

SHENG LI XUE JI CHU

生理学基础

（可供中职、中专护理专业及医学技术类相关专业使用）

主　编　　杨祎新

副主编　　朱洁平

编　者（以姓氏笔画为序）

邓斌菊（安徽省宿州卫生学校）

朱洁平（安徽省六安卫生学校）

杨祎新（安徽省阜阳卫生学校）

金少杰（安徽省阜阳卫生学校）

罗桂霞（安徽省淮南卫生学校）

董克江（安徽省滁州卫生学校）

东南大学出版社
·南京·

内 容 提 要

本书共分绪论、细胞的基本功能、血液循环、呼吸、消化与吸收、能量代谢与体温、肾脏的排泄、感觉器官、神经系统、内分泌、生殖共12章。书后附有实验指导及两份测试卷。在全书内容编排上,尽量做到图文并茂,以图释文;文字叙述力求语句精炼,通俗易懂。

本教材可供中等卫生职业学校护理、助产等专业使用。

图书在版编目(CIP)数据

生理学基础/杨祎新主编.——南京:东南大学出版社,
2009.8(2023.8重印)
中等卫生职业学校护理专业创新教材
ISBN 978-7-5641-1701-6

Ⅰ.生… Ⅱ.杨… Ⅲ.人体生理学-专业学校-教材
Ⅳ.R33

中国版本图书馆 CIP 数据核字(2009)第 092941 号

生 理 学 基 础

出版发行	东南大学出版社
出 版 人	江建中
社 址	南京市四牌楼 2 号
邮 编	210096
责编电话	(025)83793328
经 销	新华书店
印 刷	江苏徐州新华印刷厂
开 本	787mm×1092mm 1/16
印 张	11.25
字 数	284 千字
版 次	2009 年 12 月第 1 版 2023 年 8 月第 11 次印刷
书 号	ISBN 978-7-5641-1701-6
定 价	22.00 元

* 本社图书若有印装质量问题,请直接与营销部联系,电话:025—83791830

《中等卫生职业学校护理专业创新教材》
编委会名单

编委会主任：江　汉

副主任：汪光宣　左　飞　宋向东　苏传怀　夏和先

　　　　孙学华　张又良　方　勤　王淑芹

编委会成员：（按姓氏笔画为序）

　　　　孙景洲　田　彪　齐永长　李　强　李平国　毕　璧

　　　　陈　芬　宋向东　苏传怀　杨祎新　胡月琴　胡捍卫

　　　　符秀华　高达玲　桂　平　章正福　黄力毅　常凤阁

秘　书：宋向东（兼）　齐永长　李　正

序

改革开放 30 年来,我国医学教育不断改革发展,为我国医疗卫生服务水平的不断提高培育了大量人才,做出了突出贡献。其中,护理教育的改革与发展亦取得了显著的成绩。多层次较为完善的护理教育体系的建立,在护理人才培养与促进我国医疗卫生服务水平的不断提高中发挥了重要的作用。中专护理教育是我国护理教育体系一个重要的组成部分,经历了多次教育理念与教学模式的改革,形成了自身的教育教学规律和特点。作为中等职业教育,目前中专护理专业的生源主要是应届初中毕业生。如何按照国家制定的培养目标,适应卫生事业发展对护理人才的要求,通过多种手段,培养出合格的中专护理专业技术人才,是现阶段中等卫生学校护理专业教育教学改革的重要内容,各地都在探讨和研究。

为了切实贯彻党中央和国务院关于大力发展职业教育的指示精神,将职业教育与就业教育紧密联系起来,努力将中专护理人才培养成为"具有一定科学文化素养,德智体美全面发展,具有良好的职业素质、人际交往与沟通能力,熟练掌握专业操作技能,能在各级医疗卫生机构工作的技能型、服务型的高素质劳动者"。近年来,安徽省一些长期在中等卫校工作,具有多年中专护理管理和教学经验的领导、教师,一直在研究和探索如何进一步加强护理专业技术人才的培养。其中,加强教材建设,编写出既符合国家制定的培养目标要求,又适用于现阶段中专护理专业教学实际与学生状况的中专护理教材,是一个重要的方面。安徽省中等卫校的骨干教师,共同编写的这套"中等卫生职业学校护理专业创新教材",是以全国卫生职业教育教学指导委员会2007年编制的新一轮《全国中等职业教育教学计划和教学大纲》为主要依据,按照中专护理专业培养目标的总体要求,注重护理专业基础知识的学习、实践技能的训练和综合素质的培养,努力寻求编写成适合中专护理专业学生使用的,充分体现职教特色、贴近学生社会就业、能调动学生学习积极性、有一定创新性的专业教材,以适应中等护理教育改革与发展的需要。

针对中专护理专业的职业基础课和职业技术课,"中等卫生职业学校护理专业创新教材"共有基础、专业和选修课程三个模块16门,主要供中专护理专业使用,其中的部分职业基础课教材和选修课教材也可供其他中专相关医学专业选择使用。基础课程模块教材包括《人体解剖学基础》、《生理学基础》、《生物化学基础》、《病原生物与免疫学基础》、《病理学基础》、《药物应用护理》、《护理礼仪与人际沟通》7本;专业课程模块教材包括《护理学基础》、《健康评估》、《内科护理》、《外科护理》、《妇产科护理》、《儿科护理》、《五官科护理》、《心理与精神护理》8本;选修课程模块教材为《中等卫生职业学校护理专业选修课教程》1本,内容包括医学遗传学基础、预防医学与健康教育基础、营养与膳食、老年护理、急救护理、社区护理、康复护理、ICU护理、护理伦理学基础、护理管理学基础、医学文献检索、护士执业资格考试简介等12个方面。在教材编写过程中,力求做到综合素质为基础,能力为本位,适应毕业后就业需要与基层工作需要,并为今后发展奠定初步基础。能否达到上述目的,还有待于使用后的效果与科学的评价。

作为中等卫生职业学校护理专业创新教材的首次尝试,由于编者水平和经验等的限制,教材肯定会有不少不足之处,也请使用这套教材和关心中专护理教育的师生、读者等批评指正,提出宝贵意见。

全国卫生职业教育教学指导委员会主任委员

2009年6月

前　言

　　本教材是以全国卫生职业教育教学指导委员会2007年5月审定通过的新教学计划和教学大纲为主要依据,根据安徽省中等卫生职业教育教学的特点进行编写的。本教材力求体现职业教育特色,以职业技能为根本,以岗位需求为导向,在保证教材思想性和科学性的基础上,充分考虑中职学生的年龄层次、文化基础及接受能力,在"必需、够用"的前提下,对生理学的内容做了适当地删减。为使基础理论服务于应用,我们将重点放在一些必需的知识上,注重与其他学科的联系,而对机制的分析则予以淡化,使教材深浅适度,好教易学。在内容编排上,尽量做到图文并茂,以图释文;在文字叙述上,力求语句精练,通俗易懂,重点突出,由浅入深,易学易记。

　　本教材供中等卫生职业学校护理、助产等专业使用。通过本教材的学习,使学生掌握生理学的基本知识、基本理论和基本技能,为学习后续课程奠定基础。

　　在教材编写的过程中,各位编者结合自己多年的教学经验和体会,辛勤付出,精心打造,花费了大量的时间和精力。编者所在的淮南卫校、六安卫校、滁州卫校、宿州卫校、阜阳卫校也都提供了大力支持,在此一并致谢! 同时对本教材所引用的文献和资料的作者深表感谢!

　　由于科学发展和知识更新都非常迅速,而编者的知识水平和专业能力有一定的局限性,对某些知识内容的把握不一定十分到位,教材中难免会有疏漏甚至是错误的地方,恳请教师和学生在使用过程中及时提出批评指正,以便改进。

《生理学基础》编委会
2009 年 6 月

目　录

第一章 绪 论

第一节 生理学的任务和研究方法

一、生理学及其任务

生理学是研究机体正常生命活动规律的科学。机体是指包括人体在内的一切有生命的个体。生命活动即生命现象,如运动、消化、呼吸、血液循环、腺体分泌、排泄、思维活动以及繁殖后代等等。生理学的任务就是研究人体正常状态下各种生命活动的具体过程、产生机制、功能特点、相互关系、体内外环境的影响和调节控制及其在整体活动中的意义,从而认识和掌握机体生命活动的规律。一般来说,各种疾病都是正常生命活动发生量变和质变的结果。只有掌握正常生命活动规律,才能认识疾病的发生、发展的规律和药物治疗的作用机制,才能为防病治病、增进健康、延年益寿提供理论依据。生理学是一门重要的医学基础课,生理学知识是学习后续医学课程的必要基础,因此医学生一定要学好生理学。

二、生理学的研究方法

生理学是一门实验性科学。生理学的大部分理论都是通过实验获得的,因此,实验是生理学研究的基本方法。生理学实验分为动物实验和人体实验。

1. *动物实验* 人体的结构和功能与某些动物有着许多相似之处,所以,利用动物实验可以获得一定的生理学知识。

动物实验分为急性实验和慢性实验两类。急性实验是在动物麻醉状态或破坏大脑等条件下,通过手术暴露或取出所要观察的组织器官当即进行实验。如果实验是直接在动物身上进行观察称为在体实验,实验结束后将动物处死;而将某一器官、组织或细胞从动物体内取出,在人工条件下进行观察称为离体实验。慢性实验是将动物按照特定的实验目的做必要的手术,待其康复后,在接近正常生理条件下进行实验,可反复进行。

17世纪初,英国医生威廉·哈维做了这样的实验:他把一个动物解剖后,用镊子夹住大动脉,发现(大动脉远端)血管很快瘪了,而镊子与心脏之间的血管和心脏本身却越来越胀。哈维赶紧去掉镊子,心脏和动脉又恢复正常了。接着,哈维又夹住大静脉,发现镊子与心脏之间的静脉马上瘪了,同时,心脏体积变小,颜色变浅。哈维又去掉镊子,心脏和静脉也恢复正常了。这个实验首次证明了心脏是循环系统的中心,血液由心脏射入动脉,再由静脉回流到心脏。1628年,威廉·哈维的著作《心血运动论》出版,标志着生理学成为一门独立的科学。

2. **人体实验** 人体实验分为无创性人体实验和人群调查两种。无创性人体实验是指在人工环境下,利用相应仪器测定有关生理功能,如人体心电图描记、动脉血压测量等;人群调查是在大量的人群中,以通过问卷、体格检查、实验室检查等方法,获得大量数据,再通过统计学处理获得某些人群的生理指标。人体实验能直接反映人体生命活动的真实情况。

三、生理学的研究水平

由于机体的功能极其复杂,往往需要从不同的层次加以研究,通常将生理学的研究分为三个水平,即整体水平、器官和系统水平以及细胞和分子水平。

1. **整体水平** 是以完整机体为研究对象,主要研究整体内各个器官、系统间的相互关系,以及在环境变化时机体反应的规律等。例如,运动时循环、呼吸、消化、泌尿、代谢等功能活动的变化。

2. **器官和系统水平** 是以器官和系统为研究对象,主要观察和研究各个器官、系统的活动规律及其在整体生理功能中所起的作用等。人体生理功能的研究,首先是在器官和系统的水平上获取了大量的理论知识,这些知识构成了生理学的基本内容。

3. **细胞和分子水平** 是以细胞甚至细胞内的分子为研究对象,主要研究细胞内各种物质分子的物理化学变化过程、各种微细结构的功能活动、细胞在完整机体内的生理功能等。人体各个器官的功能都是由细胞决定的,而细胞的生理特性又取决于所含物质分子的组成及其理化特性。因此,要想更全面、更深刻、更本质地揭示生命活动的奥秘,就必须深入到细胞和分子水平。

人体是一个完整的统一体,其各种功能活动都相互联系、相互影响、相互协调并与周围环境相适应。因此研究机体某一生理功能时,需要对上述三个水平同时进行分析和综合。

第二节　生命的基本特征

生命活动有三种基本表现,即新陈代谢、兴奋性和生殖(表1-2)。生命活动是区别生物与非生物的重要标志。

一、新陈代谢

新陈代谢是指机体与环境之间通过物质交换和能量转换实现的自我更新过程。它包括同化作用(合成代谢)和异化作用(分解代谢)两个方面(表1-1)。同化作用是指机体不断从外环境中摄取营养物质合成自身成分并贮存能量的过程;异化作用是指机体不断分解自身的物质,同时释放能量供生命活动的需要,并将其分解产物排出体外的过程。在新陈代谢的过程中,物质的合成与分解称为物质代谢,伴随物质代谢而产生的能量释放、贮存、转移和利用过程称为能量代谢。因此,物质代谢和能量代谢不可分割地联系在一起。

表1-1 新陈代谢

新陈代谢	同化作用	异化作用
物质代谢	物质合成	物质分解
能量代谢	储存能量	释放能量

新陈代谢是机体其他生命活动的基础。在新陈代谢的基础上派生出各种各样的生命现象,新陈代谢一旦停止,生命即告结束。

器官移植和断肢(指、趾)再植

临床上通常把呼吸和心跳停止作为判断死亡的标准。但人的呼吸和心跳停止后,体内组织器官的新陈代谢并不立即停止。肢体(指、趾)断离或器官组织离体以后,在一定的条件下,新陈代谢还会延续一段时间,这就给器官移植和断肢(指、趾)再植提供了生物学基础。

离体的器官在常温下一般不超过1小时就会进入生物学死亡,要在如此短的时间内完成移(再)植手术是不可能的。保持离体器官活性的最简单的方法是低温。因为低温能降低新陈代谢的速度,从而延长离体器官的存活时间。

常用的移植器官有肾、心、肝、骨髓、角膜等。在发达国家,肾移植已成为慢性肾功能衰竭的首选常规疗法。

二、兴奋性

兴奋性是指机体或组织对刺激发生反应的能力或特性。能被机体或组织所感受的体内外环境变化称为刺激。机体或组织接受刺激后所产生的功能活动状态的改变称为反应。例如,灰尘入眼引起眨眼;气温升高时导致出汗;膀胱充盈引起排尿;酸中毒时呼吸深快;细菌、病毒感染使机体发病等。其中的灰尘入眼、气温升高、膀胱充盈、酸中毒、细菌及病毒感染等,都属于环境条件的变化,都会对机体或细胞构成刺激;而眨眼、出汗、排尿、呼吸深快、发病等功能活动状态的改变即为反应。

根据刺激性质的不同,可将刺激分为①物理刺激:如声、光、电、机械、温度、放射线等；②化学刺激：酸、碱、各种离子、药物等化学物质；③生物刺激：细菌、病毒等病原微生物；④对于人类还包括社会、心理因素刺激，如语言、文字、思维等。

刺激要引起机体或组织发生反应必须以兴奋性为前提，同时还要具备三个条件(刺激的三要素)：即足够的刺激强度、足够的持续时间和一定的强度-时间变化率(单位时间内强度变化的幅度)。在生理学实验中，由于电刺激的强度、持续时间和强度-时间变化率均易控制，而且对组织损伤较小，故电刺激是常用的刺激方法。通常固定刺激时间和强度-时间变化率，通过改变刺激强度来观察组织反应。在所有能够引起反应的刺激中，引起组织发生反应的最小刺激强度称为阈强度或阈值。强度等于阈值的刺激，称为阈刺激；强度小于阈值的刺激称为阈下刺激，强度大于阈值的刺激称为阈上刺激。阈强度的大小可作为衡量组织兴奋性高低的指标，即组织兴奋性的高低与阈强度的大小呈反变关系。引起组织发生兴奋的刺激强度越小，说明组织对刺激发生反应的能力越强，其兴奋性越高；反之，组织的兴奋性越低。

在机体各种组织中，神经、肌肉和腺体的兴奋性较高，受刺激后反应迅速，易于观察，故将这些组织称为"可兴奋组织"。

机体或组织接受刺激后产生的反应有两种基本形式，即兴奋和抑制。兴奋是指机体或其组织接受刺激后，某种功能活动产生或加强；抑制是指机体或其组织接受刺激后，某种功能活动减弱或停止。例如，交感神经可引起心跳加快、加强，即为兴奋反应；迷走神经可引起心跳减慢、减弱，即为抑制反应。兴奋与抑制两者对立统一，在一定条件下可以互相转化。

刺激的三要素与肌内注射时的"两快一慢"

刺激的三要素即刺激的强度、刺激的持续时间和强度-时间变化率。通常，刺激的强弱与这三个变量之间呈正变关系。临床上，护士在给病人进行肌内注射时，要尽量做到"两快一慢"，即进针快、出针快、推药慢。因为进、出针快可以缩短刺激的持续时间，推药慢能降低强度-时间变化率，使刺激作用减弱，从而减轻病人的疼痛。

兴奋和抑制是人体功能状态的两种基本表现形式。组织接受刺激后究竟发生兴奋还是抑制，不仅取决于刺激的质，还取决于刺激的量以及机体当时所处的功能状态。不同性质的刺激，反应不同。如肾上腺素兴奋心脏，乙酰胆碱抑制心脏。同一性质的刺激，强弱不同，反应不同。如一般的疼痛通常引起兴奋反应，而剧烈的疼痛则可导致抑制反应。同一性质和强度的刺激，不同的生理功能状态下引起的反应也不同。如饥饿、饱食或不同精神状态时，对同一食物的反应不同。

三、生殖

生物体发育成熟后，能够产生与自己相似的子代个体的过程称为生殖。任何生物个体的寿命都是有限的，只有通过生殖活动产生新的个体才能维持生命的长存，所以生殖是人类繁衍和生物种系延续的重要生命活动。

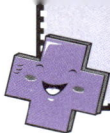

表 1 - 2　生命的基本特征

基本特征	概　念	意　义
新陈代谢	机体与环境之间通过物质交换和能量转换实现自我更新的过程	生命活动的基础
兴奋性	机体或组织对刺激发生反应的能力或特性	反应的基础
生殖	生物体发育成熟后,产生与自己相似的子代个体的过程	种族延续

第三节　机体与环境

　　机体的一切功能活动都与环境的变化密切相关,并保持平衡协调。机体的环境有内环境和外环境之分。

一、机体对外环境的适应

　　外环境是机体生存的环境,对人类而言,它包括自然环境和社会环境。机体随着外环境变化调整自身内部生理功能与心理活动的过程称为适应。

　　自然环境中各种变化作用于机体,使机体做出各种相应的反应,以适应环境的变化,从而实现机体与自然环境的平衡统一。例如,当气温降低时,皮肤血管收缩,皮肤血流量减少,皮肤温度降低以减少散热;同时骨骼肌紧张性增强甚至出现寒颤,增加产热,以防止体温降低;而气温升高时,则皮肤血管扩张,汗腺活动增强,致使散热量增加,以防止体温升高,从而维持体温的相对稳定。机体的生命活动不仅受自然环境的影响,同时还受社会环境的影响。社会心理因素对机体健康的影响已经受到人们的高度关注。

二、内环境及其稳态

　　人体的绝大多数细胞并不直接与外环境接触,而是生活在体内的液体环境中。人体内的液体总称为体液,成人体液总量约占体重的60％,其中约 2/3 存在于细胞内,称为细胞内液;约 1/3 存在于细胞外,称为细胞外液,包括血浆、组织液、淋巴液等。细胞外液是细胞生存的直接环境,细胞代谢所需的营养物质和氧气直接由细胞外液提供,细胞的代谢产物也首先排到细胞外液中。生理学中把细胞直接生存的环境称为机体的内环境。

　　虽然细胞的新陈代谢和外环境的变化不断干扰和改变着内环境,但内环境中的各种化学成分和理化性质(如温度、酸碱度、渗透压及各种化学成分的浓度等)总是在一个非常狭小的范围内变动,这种内环境的理化性质保持相对稳定的状态称为内环境的稳态。体内各个器官系统的活动从不同的角度参与维持内环境的稳态;反过来,内环境的稳态又是器官系统维持正常新陈代谢和生命活动的必要条件。机体正常的生命活动就是在稳态的不断破坏和不断恢复过程中进行的。如果内环境的稳态被打破,新陈代谢和生命活动就不能正常进行,即意味着疾病的产生。

　　目前,生理学中稳态的概念已经被大大扩展,泛指体内从分子、细胞,到器官、系统乃至整体的生理活动保持相对稳定的状态。

第四节 机体生理功能的调节

当内外环境发生变化时,机体功能总能够做出相应的改变,使之适应外环境的变化或保持内环境稳态,这种过程称为生理功能的调节。

一、机体生理功能的调节方式

机体生理功能活动调节的方式主要有三种,即神经调节、体液调节和自身调节。

(一)神经调节

通过神经系统的活动对机体功能进行的调节称为神经调节。神经调节是机体最主要的调节方式,神经调节的基本方式是反射。反射是指在中枢神经系统的参与下,机体对刺激产生的规律性的反应。例如,手触及火焰时立即缩回,强光照射眼睛时瞳孔缩小等。

反射活动的结构基础是反射弧。典型的反射弧是由感受器、传入神经、中枢、传出神经和效应器五部分组成(图1-1)。感受器感受内外环境变化的刺激,并将刺激信息转变为电信号(神经冲动),通过传入神经传至相应的中枢,中枢对传入的信号进行综合分析后发出指令,再通过传出神经传至效应器,改变效应器的活动,完成反射。反射活动有赖于完整的反射弧,反射弧中任何一个部分受到破坏或功能障碍,相应的反射都不能产生。

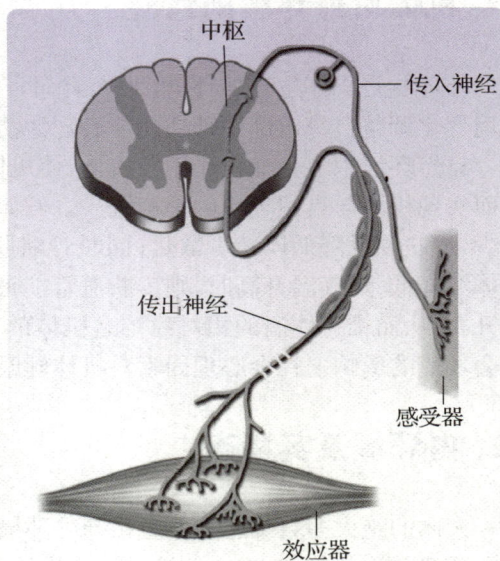

图1-1 反射弧模式图

反射按其形成过程可分为非条件反射和条件反射两大类(表1-3),非条件反射是先天遗传的,反射弧固定,数量有限,中枢在大脑皮质以下,属于初级神经活动,通常是维持生存的本能。如吸吮反射、吞咽反射、排便反射、发汗反射等。条件反射则是后天的,是在非条件反射的基础上,经过后天学习训练形成的反射。反射弧不固定,反射中枢在大脑皮质,属于高级神经活动,如"望梅止渴"、"谈虎色变"等。条件反射灵活多变、数量无限,并具有预见性,可大大提高机体对环境变化的适应能力,从而灵活适应环境。

神经调节的特点是迅速、精确、短暂。

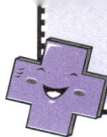

表1-3 反射的分类和意义

反 射	非条件反射	条件反射
形成	先天（种群性）	后天（个体性）
反射弧	固定	不固定
数量	有限	无限
中枢	大脑皮质中枢	大脑皮质
意义	维持生存和种族延续	灵活适应环境

（二）体液调节

体液调节是指激素等化学物质，通过体液运输对全身或局部组织细胞的活动进行的调节。例如，运动→肾上腺素分泌增多→心跳加快、加强→血压升高；寒冷→甲状腺激素分泌增多→代谢增强→产热增多。

体液调节可分为全身性体液调节和局部性体液调节（表1-4）。

全身性体液调节是指激素（如甲状腺激素、胰岛素等）等通过血液循环运送到全身各处，对全身组织细胞或某些器官的功能活动进行的调节，是体液调节的主要方式。激素作用的细胞称为靶细胞。

局部性体液调节是指由某些组织细胞产生的代谢产物（如 CO_2、H^+ 等）或分泌的生物活性物质（如组胺、缓激肽等）通过组织液扩散，调节邻近组织细胞的功能活动。

体液调节的特点是缓慢、持久、广泛。

表1-4 体液调节的分类

体液调节	全身性体液调节	局部性体液调节
化学物质	多为激素	多为代谢产物
运输方式	经血液循环	经组织液扩散
调节对象	全身组织细胞或某些器官	邻近组织

由于大部分内分泌腺或内分泌细胞直接或间接接受神经的支配，所以体液调节实际上是神经调节的一部分，是反射传出通路的延长。这种以神经调节为主，有体液因素参与的调节方式称为神经-体液调节。

（三）自身调节

自身调节是指器官或组织细胞受到刺激后，不依赖神经和体液调节，自身对刺激产生的适应性反应。例如当动脉血压在一定范围内变动时，肾血管可通过改变管径而维持肾血流量的相对稳定。这一现象在离体肾脏灌流时同样存在，说明自身调节完全是由组织细胞自身的特性决定的。

自身调节的特点是调节范围局限，幅度较小，灵敏度较低，但对组织细胞的生理功能仍有一定的调节意义。

上述三种调节方式相互联系，密切配合，以保证人体功能活动的正常进行。

二、生理功能调节与反馈

人体生理功能的调节过程与自动控制系统的工作原理相似。自动控制系统的基本特点是控制部分与受控部分之间存在着双向联系,形成一个"闭环"回路(图1-2)。

在人体功能的调节过程中,通常将反射中枢或内分泌腺等看作控制部分,而将效应器或靶细胞看作受控部分。由控制部分发送到受控部分的信息称为控制信息;由受控部分返回到控制部分的信息称为反馈信息。反馈信息主要用来调整和修正控制部分的活动。这种由受控部分发出信息反过来影响控制部分活动的过程称为反馈。

根据反馈信息的作用不同,可将反馈分为负反馈和正反馈两类(表1-5)。

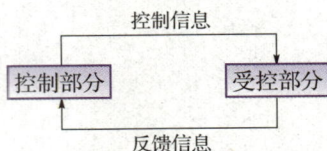

图1-2 反馈联系模式图

(一)负反馈

负反馈是指反馈信息减弱原效应的反馈。反馈后的效应与原效应相反。当某种生理活动过强时,通过负反馈控制可使该生理活动减弱;而当某种生理活动过弱时,又可反过来引起该生理活动增强。例如,某种原因使动脉血压高于正常时,有关的感受器就会感受到这种变化,并将变化的信息反馈到心血管中枢,使心血管中枢的活动发生相应改变,通过传出神经引起心跳减慢减弱,血管舒张,使升高的血压逐渐降到正常水平。反之,动脉血压低于正常时,则通过相反的过程,使血压回升到正常范围。因此,负反馈的生理意义在于维持机体各种生理功能的相对稳定。例如体温、呼吸、血压等各种生理功能的调节以及内环境的稳态,主要是通过负反馈实现的。在人体生理功能的反馈控制中,负反馈起着重要作用。

(二)正反馈

正反馈是指反馈信息加强原效应的反馈。反馈后的效应与原效应相同。例如在排尿过程中,排尿中枢发出控制信息,使膀胱逼尿肌收缩导致排尿。当尿液流经后尿道时,又可刺激尿道感受器,产生反馈信息送回到排尿中枢并加强其活动,导致膀胱逼尿肌进一步收缩,促进尿液的排出,此过程不断反复,直到膀胱内的尿液完全排出为止。因此,正反馈的生理意义在于使某种生理功能迅速加强,直到完成。体内正反馈的例子屈指可数,除排尿反射外,还有血液凝固、分娩过程等存在正反馈。

表1-5 反馈的分类和意义

反　馈	负反馈	正反馈
概念	反馈信息减弱控制部分活动的反馈	反馈信息加强控制部分活动的反馈
意义	使某种生理功能在某一水平保持相对稳定,即维持稳态	使某种生理功能迅速加强,尽快完成

(杨祎新)

第二章 细胞的基本功能

地球上的生物几乎都是由细胞构成的,细胞是人体的基本结构和功能单位。人体的一切生命活动都是细胞功能的体现。只有了解细胞的基本功能,才能对器官、系统乃至整个机体的生命活动规律有更深刻的理解和认识。

第一节 细胞膜的基本功能

细胞膜是一种具有特殊结构和功能的生物膜,细胞膜的基本结构是以液态的脂质双分子层为基本骨架,其中镶嵌着具有不同功能的蛋白质(图2-1)。细胞膜构成细胞的屏障,从而使细胞成为一个相对独立的单位。

细胞膜有两个主要功能:物质转运功能和受体功能。

一、物质转运功能

活细胞与其环境之间不断进行着物质交换。细胞的新陈代谢需要的氧气和营养物质要通过细胞膜进入细胞内,细胞代

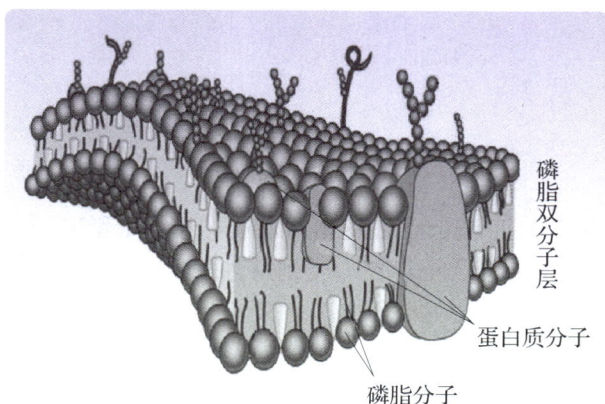

图2-1 细胞膜的液态镶嵌模型

谢产生的废物也要通过细胞膜排到细胞外,这些都需要物质进行跨膜转运。物质跨膜转运有以下四种方式(表2-1)。

1. 单纯扩散 单纯扩散是指脂溶性物质从细胞膜的高浓度一侧向低浓度一侧转运的过程,是最简单的物质转运方式。由于细胞膜的基架是脂质双分子层,因此,只有脂溶性物质才能以此方式转运,人体内脂溶性的物质不多,比较肯定的是氧和二氧化碳等气体分子以及类固醇激素。单纯扩散不消耗细胞本身的能量,所需能量来自高浓度物质本身的势能。决定单纯扩散的主要因素有两个:①细胞膜两侧该物质的浓度差;②细

膜对该物质的通透性。所谓通透性是指细胞膜对物质通过的难易程度。

2. **易化扩散**　非脂溶性物质或脂溶性很小的物质在膜蛋白的帮助下,顺浓度差的跨膜转运过程称为易化扩散。根据膜蛋白帮助方式的不同,可将易化扩散分为两种,即经载体的易化扩散(载体转运)和经通道的易化扩散(通道转运)。"载体"和"通道"都是一些贯穿脂质双分子层的镶嵌蛋白质。

(1) 载体转运:载体蛋白(载体)能与被转运物质结合,通过本身构型改变将该物质由高浓度一侧转移到低浓度一侧,再与该物质分离并恢复原构型。葡萄糖、氨基酸等分子进入细胞就是由相应的载体转运的(图 2-2)。载体转运有三个特点:①特异性:一般来说,一种载体只选择性地转运某一种物质。如葡萄糖载体只能转运葡萄糖,氨基酸载体只能转运氨基酸。②饱和现象:载体转运的量与膜两侧被转运物质的浓度差呈正变关系,当浓度差增加到一定限度时,转运量不随浓度差的增大而增多,这种现象称为饱和现象。这是由于细胞膜上某种物质的载体数量有限,载体已经满负荷转运,转运速度达到最大值的缘故。③竞争性抑制:对于特异性不高的载体来说,同时转运两种或两种以上结构相似的物质时,一种物质浓度差增大使该物质转运增多的同时,将减少另一种物质的转运,称为竞争性抑制。

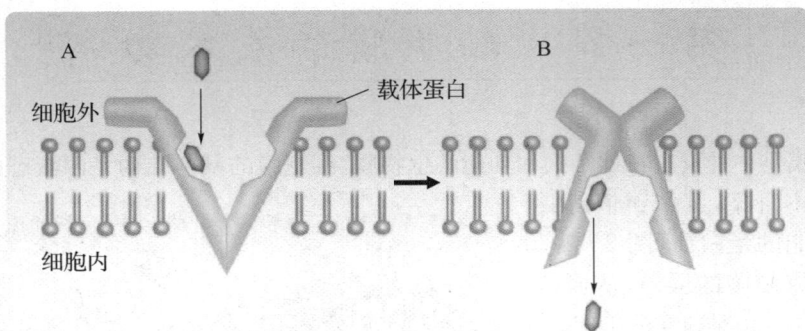

图 2-2　载体转运示意图

(2) 通道转运:通道蛋白通道贯穿整个细胞膜,像是带"闸门"控制的管道,可迅速地开放和关闭,当通道蛋白受到某种刺激后,分子构型发生改变,分子内部形成允许相应离子通过的孔道(通道开放),关闭时物质转运停止(图 2-3)。各种离子的易化扩散主要通过通道转运进行。目前已确定的细胞膜上的离子通道有 Na^+ 通道、K^+ 通道、Ca^{2+} 通道、Cl^- 通道等,它们可分别转移相应的离子。

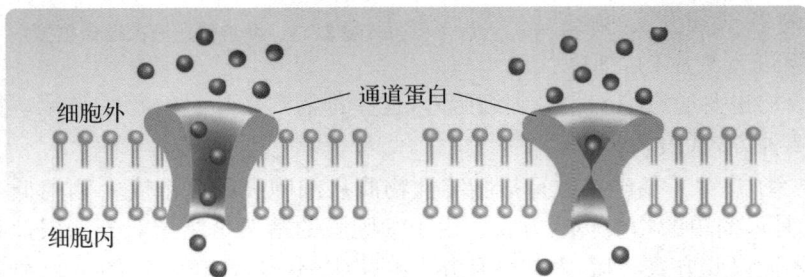

图 2-3　通道转运示意图

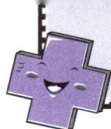

　　单纯扩散和易化扩散都是顺浓度差或顺电位差进行的,细胞本身不消耗能量,都属于被动转运。

　　3. 主动转运　在离子泵的参与下,物质逆浓度差的耗能转运过程,称为主动转运。离子泵具有 ATP 酶的活性,可分解 ATP 释放能量,完成转运过程。

　　细胞膜上有多种离子泵,但细胞膜上普遍存在,也是目前研究最充分的是 $Na^+ - K^+$ 泵,简称钠泵(图 2-4)。钠泵是镶嵌在膜上的一种特殊蛋白质,通过构型的改变来转运物质。钠泵活动时,每分解一分子 ATP 可转移出 3 个 Na^+,并换回 2 个 K^+。由于钠泵的活动,使细胞内 K^+ 的浓度约为细胞外液的 30 倍,而细胞外液的 Na^+ 浓度约为细胞内的 12 倍。当细胞内 Na^+ 浓度增高或细胞外液 K^+ 浓度增高时即可激活钠泵(故又称为 $Na^+ - K^+$ 依赖式 ATP 酶),分解 ATP 释放出能量,将细胞外 K^+ 运至细胞内,同时将细胞内 Na^+ 运至细胞外,从而保持细胞膜两侧离子的不均匀分布。而这种细胞内外 Na^+、K^+ 不均匀分布正是维持细胞正常兴奋性的离子基础。

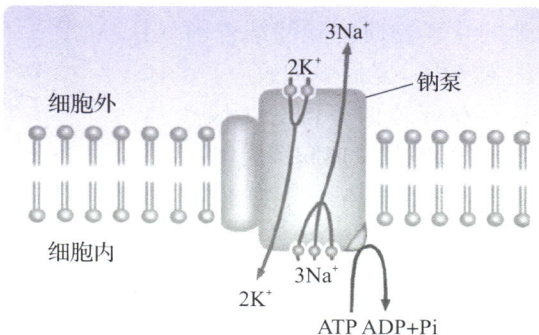

图 2-4　钠泵主动转运示意图

　　除钠泵外,目前了解较多的还有钙泵、氢泵、氯泵、碘泵等,它们分别与 Ca^{2+}、H^+、Cl^- 和 I^- 的转运有关。

　　4. 胞吞和胞吐　胞吞和胞吐是细胞膜转运大分子或团块物质的方式。

　　(1)胞吞作用:细胞外的大分子物质或物质团块进入细胞内的过程称为胞吞。这些物质可能是入侵体内的细菌、病毒、异物或大分子营养物质。固体物质的胞吞过程称为吞噬,液态物质的胞吞过程称为吞饮。

　　(2)胞吐作用:细胞把大分子物质或团块物质由细胞内排出的过程称为胞吐。胞吐主要见于腺细胞的分泌以及神经递质的释放。

表 2-1　细胞膜的物质转运方式分类与比较

物质转运方式	概　念	特　点	主要转运对象
单纯扩散	脂溶性物质,顺浓度差转运	直接进行,不消耗能量	O_2、CO_2、类固醇激素等
易化扩散			
通道转运	非脂溶性物质,通道蛋白帮助,顺浓度差转运	蛋白质帮助,不消耗能量	K^+、Na^+、Ca^{2+} 等离子
载体转运	非脂溶性物质,载体蛋白帮助,顺浓度差转运	特异性、饱和现象、竞争抑制	葡萄糖、氨基酸等分子
主动转运	离子泵参与,逆浓度差耗能转运	逆浓度差,耗能	离子、分子等
胞吞胞吐	大分子物质或物质团块的转运		递质释放、白细胞吞噬等

二、受体功能

受体是细胞膜上或细胞内的特殊蛋白质，它能选择性地与激素或其他的化学物质特异性结合，并引发细胞产生一定的生理效应。受体按其存在部位的不同分为膜受体（图2-5）、胞浆受体和核受体，绝大多数受体为膜受体。受体的基本功能有：

1. **识别并结合信息** 由于受体与化学信息之间的立体空间构型互补，因而受体能识别并结合化学信息。

2. **转发信息** 神经调节过程中神经末梢释放的递质以及体液调节过程中内分泌腺分泌的激素，都属于化学物质。激素或神经递质与受体结合后，能激活细胞内的酶系统，即把调节信息转变为受体所在细胞的化学变化，从而产生生理效应。

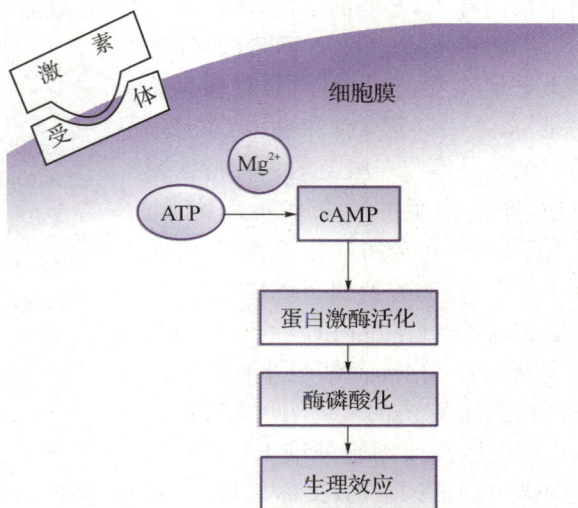

图 2-5　细胞膜受体示意图

第二节　细胞的生物电现象

细胞在安静状态下或在接受刺激后所有与电有关的现象称为生物电现象。生物电是一种普遍存在又十分重要的生命现象，已被广泛应用于医学科研和临床实践。借助不同的仪器，可以将不同器官的电变化记录出来。临床上的心电图、脑电图、肌电图等检查，对相关疾病的诊断、疾病进程的观察及治疗效果的评估有着重要的意义。细胞的生物电现象主要有两种表现形式：一种是安静状态下的静息电位，另一种活动状态下的动作电位。

◉ 从生物电控制的假手说起

1958年，在法国召开的国际自动控制会议上，一个没有手的15岁男孩神态自若地走上讲台，利用他自身产生的生物电控制假手，在图板上写下了"向会议的参加者致敬"一排大字，与会者无不为之惊愕和赞叹，整个会场马上沸腾了。

原来，当我们想做某一个动作时，大脑发出的指令可以引起相应的神经和肌肉相继产生生物电流。如果将断肢肌肉产生的生物电流引导出来，再通过仪器把电流放大，就可以控制假手的活动，这就是利用生物电流控制假手的奥秘所在。

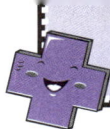

一、静息电位

(一)静息电位的概念

静息电位是指细胞在安静状态下(未受刺激时),存在于细胞膜两侧的电位差。由于这一电位差存在于安静细胞膜的两侧,又称跨膜静息电位。大多数细胞的静息电位都表现为膜内电位低于膜外。生理学中,把膜外的电位规定为零,膜内电位即为负值,静息电位用膜内电位表示,所以,静息电位是负值。大多数细胞的静息电位都在$-50\sim-100$ mV之间。例如,神经细胞的静息电位为-70 mV,心室肌细胞的静息电位为-90 mV等。静息电位是细胞处于安静状态下的标志。

(二)静息电位的产生机制

静息电位的产生有两个前提条件:①细胞内外各种离子的分布不均匀:细胞外的正离子主要是Na^+,细胞外Na^+浓度约为细胞内的12倍;细胞外的负离子主要是Cl^-。细胞内的正离子主要是K^+,细胞内的K^+浓度约为细胞外的30倍;细胞内的负离子主要是大分子的有机负离子(A^-)。②细胞膜在安静状态下对各种离子的通透性不同:对K^+的通透性较大(K^+通道开放),对Na^+和Cl^-的通透性很小(Na^+通道、Cl^-通道关闭),而对A^-几乎没有通透性。

细胞膜内外离子浓度差是促进离子跨膜转移的动力。由于安静状态下细胞膜主要对K^+有通透性,并且细胞内的K^+浓度远远高于细胞膜外,K^+顺着浓度差从细胞内向细胞外扩散(K^+外流)。此时,细胞内的A^-在K^+的吸引下也有随K^+外流的趋势,但因细胞膜对A^-几乎没有通透性而被阻隔在膜的内表面,并牵制细胞外的K^+不能远离细胞膜。K^+和A^-隔膜相对,使膜外带正电,电位升高;膜内带负电,电位下降,由此产生膜两侧电位差。而电位差形成的电场力对K^+的继续外流构成阻力(膜内负电场吸引K^+,膜外正电场排斥K^+)。随着K^+的外流,膜两侧K^+浓度差(动力)逐渐减小,电位差(阻力)逐渐增大。当促使K^+外流的浓度差与阻止K^+外流电位差这两种相互拮抗的力量达到平衡时,K^+的净外流停止,膜两侧电位差不再继续增大,而是稳定在一定数值不变,这就是静息电位。简言之,静息电位主要是推动K^+外流的浓度差与阻止K^+外流的电位差达到平衡时的电位,所以又称K^+平衡电位(图2-6)。

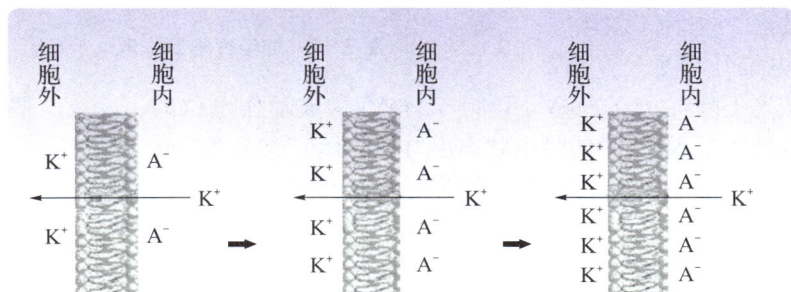

图2-6 静息电位形成示意图

细胞在安静状态下,膜外带正电、膜内带负电的状态称为极化。在静息电位的基础上,膜两侧电位差增大(膜内电位向着负值增大的方向变化,如从 -70 mV 到 -80 mV),表明极化状态加强,称为超极化;膜两侧电位差减小(膜内电位向着负值减小的方向变化,如从 -70 mV 到 -60 mV),表明极化状态减弱,称为去极化;膜两侧极化反转,由外正内负变为外负内正,称为反极化;细胞发生去极化或反极化后,再恢复到极化状态,称为复极化。

极化状态与静息电位是一个现象的两种表述方式,它们都是细胞处于静息状态的标志。极化状态表达的是膜两侧电荷分布的情况,静息电位表达的是膜两侧的电位差。从电性上来说,细胞膜外带正电荷,膜内带负电荷,即"外正内负"。从电位上来说,细胞膜外电位高,膜内电位低。但电位本身只有高低,没有正负,只有确定某一参照点为零电位以后,高于参照点的为正电位,低于参照点的为负电位。生理学中把膜外电位规定为零(参照点),膜内电位低于膜外即为负值。静息电位是膜两侧的电位差,意为膜内比膜外低多少,或膜外比膜内高多少,不要与数学上的"正""负"混淆。

二、动作电位

(一)动作电位

细胞接受刺激时,在静息电位基础上产生的快速的可扩布的电位波动称为动作电位。动作电位是细胞兴奋的标志。现以神经细胞为例,讨论有关动作电位的基本问题。

动作电位由上升支(去极相)和下降支(复极相)组成(图 2-7)。当神经细胞接受刺激兴奋时,膜内电位由 -70 mV 迅速升高到 0 mV(去极化),进而升高到 $+30$ mV(反极化),构成动作电位的上升支。膜内电位迅速升高的过程称为去极相,膜的带电状态由"外正内负"变为"内正外负"。在动作电位中,常把去极化和反极化统称为去极化(一般为了叙述方便)。膜内电位升高到 $+30$ mV

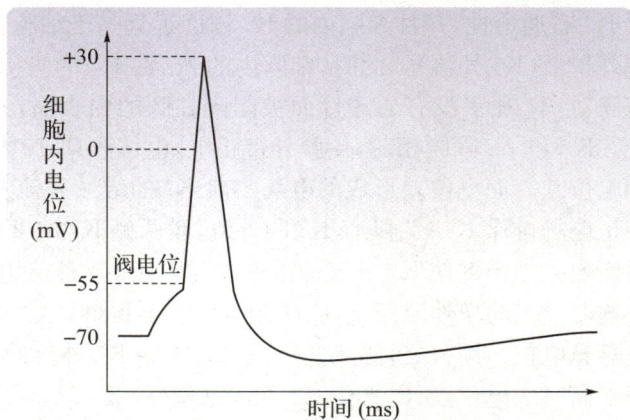

图 2-7 神经纤维动作电位示意图

以后立即快速下降,由 $+30$ mV 回到 -70 mV,构成动作电位的下降支。膜内电位迅速下降的过程称为复极相,膜的带电状态由"内正外负"又变为"外正内负"。上升支和下降支持续时间都很短,形成一个尖锐的锋形,故称为锋电位。

各种细胞的动作电位变化幅度与持续时间有很大差别。神经和骨骼肌细胞动作电位的持续时间仅为 $1\sim2$ 毫秒,而心室肌细胞动作电位的持续时间可长达 $300\sim500$ 毫秒。

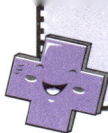

魔术般的实验

早在 1836 年,酷爱生理实验的意大利物理学家麦替西就进行了一个带有魔术色彩的实验:他准备了两个青蛙的神经肌肉标本,把一个标本(B)的神经,搭在另一个标本(A)的肌肉上,当用电刺激 A 标本的神经时,不但 A 标本的肌肉发生了收缩,B 标本的肌肉也发生了收缩。麦替西把这个实验取名为"二次收缩"。

为什么会发生这种现象呢?因为 A 标本的神经受到刺激时,引起了 A 标本的肌肉产生了动作电位,动作电位又以电流的形式作用到 B 标本的肌肉,结果引起 B 标本的肌肉也发生了收缩。

(二)动作电位的产生机制

当细胞受到有效刺激时,受刺激局部的细胞膜上 Na^+ 通道开放,由于静息状态下细胞膜外的 Na^+ 浓度远远高于细胞膜内,再加上外正内负的电场力的存在,在浓度差、电位差双重动力的推动下,细胞外的 Na^+ 大量、快速内流(易化扩散的通道转运),细胞内正电荷迅速增加,膜内电位急剧升高至零电位,电位差消失,但浓度差继续推动 Na^+ 内流,使膜的极化状态发生反转,由外正内负变为外负内正,此时电位差形成的电场力对 Na^+ 的继续内流构成阻力。当促使 Na^+ 内流的浓度差和阻止 Na^+ 内流的电位差这两种相互拮抗的力量达到平衡时,Na^+ 净内流停止,动作电位达到最大幅度,形成动作电位上升支(去极化)。所以,动作电位的峰值是 Na^+ 平衡电位。随后 Na^+ 通道迅速关闭,与此同时 K^+ 通道开放,细胞膜对 K^+ 的通透性增大,因此 K^+ 在浓度差和电位差双重动力的推动下快速外流(易化扩散的通道转运),细胞内正电荷迅速减少,膜内电位急剧下降至零电位,电位差消失,但浓度差继续推动 K^+ 外流,随着 K^+ 的外流,膜两侧 K^+ 浓度差(动力)逐渐减小,电位差(阻力)逐渐增大。当促使 K^+ 外流的浓度差与阻止 K^+ 外流的电位差这两种相互拮抗的力量达到平衡时,K^+ 的净外流停止,膜两侧电位差基本恢复到静息水平,形成动作电位下降支(复极化),即膜电位从 Na^+ 平衡电位又回到 K^+ 平衡电位。简言之,动作电位的上升支主要是由 Na^+ 大量、快速内流形成;下降支主要是由 K^+ 大量、快速外流形成。

膜电位基本恢复后,离子分布并未恢复。此时细胞内 Na^+ 浓度和细胞外的 K^+ 浓度增高,细胞膜上的钠泵被激活,逆着浓度差将 Na^+ 转运到细胞外,同时将 K^+ 转运到细胞内。从而恢复动作电位之前细胞内外的离子分布。

不同的细胞在兴奋时有不同的外在表现形式,例如,肌细胞兴奋表现为收缩;腺细胞兴奋表现为分泌等。但是它们都有一个共同的、本质的内在变化,就是在受刺激后必然先产生动作电位,然后再引起收缩或分泌。因此,准确地说,动作电位是细胞兴奋的客观标志。只有当细胞产生了动作电位,才能够说它发生了兴奋。因此,也可以把兴奋性的概念表述为细胞产生动作电位的能力。

当细胞受到有效刺激后,动作电位的产生并不是一蹴而就。刺激首先引起局部细胞膜上少量 Na^+ 通道开放,Na^+ 的通透性有所增大,Na^+ 少量内流,使膜去极化。去极化引起更多的 Na^+ 通道开放,Na^+ 内流增多,形成较强的去极化,如此形成 Na^+ 通道开放和去极化之间的正反馈。当膜去极化达到某一临界电位值时，就会导致细胞膜上 Na^+ 通道突然大量开放，对 Na^+ 的通透性在短时间内突然增大，Na^+ 大量内流，从而触发动作电位。这个能够引起细胞膜上 Na^+ 通道突然大量开放的临界膜电位数值称为阈电位。

阈电位与阈强度是两个不同的概念。阈电位是细胞膜上的 Na^+ 通道突然大量开放的临界膜电位数值；而阈强度则是使膜去极化达到阈电位的刺激强度。阈强度引起膜去极化只是使膜电位从静息电位达到阈电位水平，而动作电位的爆发则是膜电位达到阈电位后其本身进一步去极化的结果，与刺激的强度没有直接的关系。

🔘 生物电的应用

随着对生物电研究的不断深入和发展，除了现代医学中广泛应用的心电图、脑电图、肌电图、胃电图、视网膜电图、耳蜗电图等以外，在医疗器械设计方面，设计师们正试图模拟催眠曲产生的耳蜗电位，设计成"生物电睡眠机"，用来引人入睡。在刑侦学方面，"测谎仪"就是利用人的皮肤电阻的变化，作为研究心理活动的一种客观指标来判断说话的真伪。此外，生物电在航空医学、植物生理学、仿生学等方面都有着重要的应用。

（三）动作电位的特点

动作电位一旦在细胞膜的某一点产生，就会从受刺激的局部沿着整个细胞膜扩布，直到整个细胞膜都产生动作电位。

1. "全或无" 刺激强度一旦达到了阈值，不论刺激强度多大，动作电位幅度不随刺激强度增大而增大，即为"全"；刺激强度低于阈值，则不能引发动作电位，即为"无"。也就是说，动作电位要么不产生（无），一旦产生就达到最大（全）。

2. 不衰减 动作电位幅度不因传导距离的加大而衰减。

3. 双向性 如果刺激神经纤维中段，动作电位可沿细胞膜向神经纤维两端传导。

第三节　骨骼肌的收缩功能

人体各种形式的运动都要靠肌肉的收缩来完成。肌肉包括骨骼肌、平滑肌和心肌。不同的肌肉组织虽然在结构上各有特点，但基本功能都是收缩，其收缩原理也基本相似。骨骼肌是人体最多的组织，按重量计算占人体重量的 40% 左右。本节以骨骼肌为例，主要讨论肌细胞收缩的基本知识。

一、神经-肌肉接头的兴奋传递

兴奋在同一细胞上的扩布称为传导，而信息由一个细胞传给另一个细胞则称为传递。在完整的机体内，骨骼肌的收缩是在躯体运动神经支配下完成的。由运动神经纤维

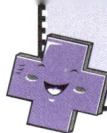

把兴奋传递给骨骼肌,使骨骼肌兴奋和收缩。运动神经纤维的信息传至骨骼肌所通过的结构称为神经-肌肉接头。

（一）神经-肌肉接头的结构

运动神经末梢在接近骨骼肌细胞时失去髓鞘,裸露的轴突末梢膨大,并嵌入到肌细胞膜的凹陷内形成神经-肌肉接头。神经-肌肉接头包括接头前膜、接头后膜和接头间隙三个部分(图2-8)。

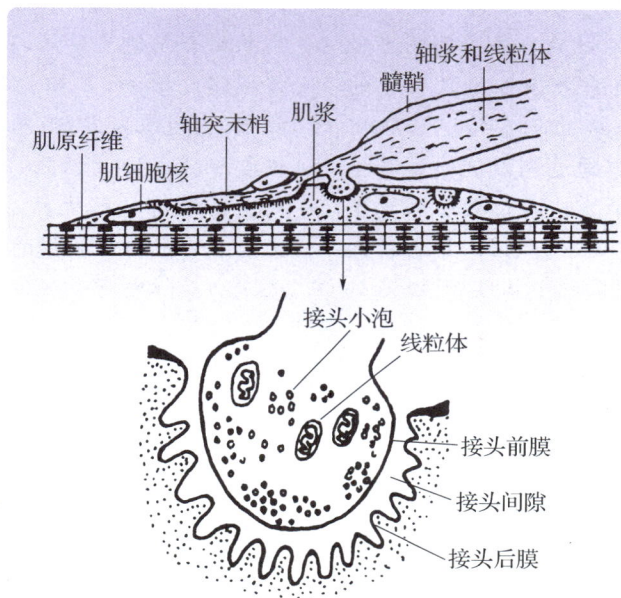

图2-8　神经-肌肉接头结构模式图

1. 接头前膜　接头前膜是运动神经末梢嵌入肌细胞膜的部位。在神经末梢中含有大量的囊泡,称为接头小泡,小泡内含有乙酰胆碱(ACh)。ACh是传递信息的化学物质,属于神经递质。

2. 接头后膜　与接头前膜相对应的肌细胞膜为接头后膜,又称终板膜。由肌细胞膜增厚形成。在接头后膜上存在胆碱受体及分解乙酰胆碱的胆碱酯酶。

3. 接头间隙　接头前膜与接头后膜之间充满细胞外液的窄小空隙称为接头间隙。

（二）神经-肌肉接头兴奋的传递过程

当神经冲动沿神经纤维传到轴突末梢时,引起接头前膜上 Ca^{2+} 通道开放,Ca^{2+} 从细胞外液进入轴突末梢,触发接头小泡以出胞的方式将小泡内的 ACh 分子"倾囊"释放到接头间隙。ACh 通过接头间隙到达终板膜时,立即与终板膜上的 N 型胆碱受体结合,主要引起 Na^+ 通道开放,Na^+ 内流,从而导致终板膜的去极化,称为终板电位。一次动作电位释放的 ACh 所产生的终板电位,足以引起邻近肌膜去极化达到阈电位,使肌膜爆发动作电位,动作电位传遍整个肌膜,引起肌细胞的兴奋,从而完成神经纤维和肌细胞之间的信息传递。ACh 发挥传递信息的作用后,很快被终板膜上的胆碱酯酶分解而失去作用,这样就保证了一次神经冲动一定能也只能引起一次肌细胞兴奋,因此神经-肌肉接头处的兴奋传递是一比一的。

综上所述,神经-肌肉接头的兴奋传递过程,首先是运动神经的动作电位(电变化)传到末梢引起 Ach 的释放,然后 ACh(化学物质)与肌细胞膜 N 型胆碱受体结合,再引起肌细胞膜产生动作电位(电变化)。

◉ 神经-肌肉接头的兴奋传递与临床

神经-肌肉接头处的兴奋传递易受内环境因素变化的影响。许多药物可作用于神经-肌肉接头兴奋传递过程中的不同环节,影响兴奋的正常传递和肌肉收缩。临床上可以通过调控这一过程治疗某些疾病。如箭毒能与乙酰胆碱竞争受体,但又不能引起终板电位,故将箭毒称为胆碱受体的阻断药,能起到松弛肌肉的作用。再如,有机磷农药能与胆碱酯酶结合而使其失活,从而使得 ACh 在终板膜处堆积,导致骨骼肌持续兴奋和收缩,出现肌肉震颤;而药物碘解磷定能恢复胆碱酯酶的活性,是治疗有机磷农药中毒的特效解毒药。此外,重症肌无力患者可能与终板膜的乙酰胆碱受体不足或功能障碍有关。

二、骨骼肌的收缩形式

躯体运动神经支配骨骼肌完成躯体的运动。骨骼肌收缩时可能产生两种变化:一是长度的缩短,二是张力的增加。在不同情况下,肌肉收缩有不同的表现形式。

(一) 等长收缩与等张收缩

1. 等长收缩　只有张力增加而长度不变的收缩称为等长收缩。

2. 等张收缩　只有长度缩短而张力不变的收缩称为等张收缩。

肌肉以哪种形式收缩,关键要看肌肉所承受的负荷。肌肉在收缩之前所承受的负荷称为前负荷。前负荷使肌肉在收缩之前就处于被拉长状态,可使肌肉收缩时产生的张力相应增大。肌肉开始收缩时才遇到的负荷或阻力,称为后负荷。由于后负荷阻碍了肌肉的缩短,肌肉首先表现为增加张力,以克服负荷,即处于等长状态;当张力增加到等于或大于后负荷时,肌肉开始以一定的速度缩短,使负荷产生位移,此后肌肉处于等张状态。由此可见,肌肉在有后负荷的条件下开始收缩时,先是肌张力增加,当肌张力克服负荷时,肌肉才会出现缩短。

(二) 单收缩与强直收缩

1. 单收缩　肌肉受到一次有效刺激,产生一次收缩和舒张,这种收缩形式称为单收缩。单收缩可分为两个时期:①收缩期:是指从肌肉开始收缩至收缩达到顶点的时期;②舒张期:是指从肌肉收缩顶点回到收缩基线的时期(图 2-9)。

2. 强直收缩　肌肉受到连续刺激产生的持续收缩状态称为强直收缩。依据刺激频率的不同,强直收缩又分为以下两种。

（1）不完全强直收缩：连续刺激时，新刺激落在前一次收缩的舒张期内，会表现出舒张不完全，记录的曲线形成锯齿形，称为不完全强直收缩（图2-9）。

（2）完全强直收缩：如果刺激频率继续增加，新刺激落在前一次收缩的收缩期内，就会出现收缩的叠加，记录的曲线锯齿消失，顶端呈一平线，称为完全强直收缩（图2-9）。在体骨骼肌的收缩主要是完全强直收缩。

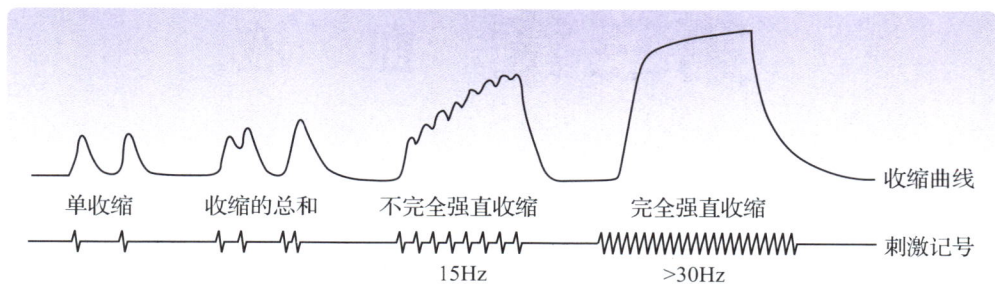

图2-9　单收缩和强直收缩示意图

（杨祎新）

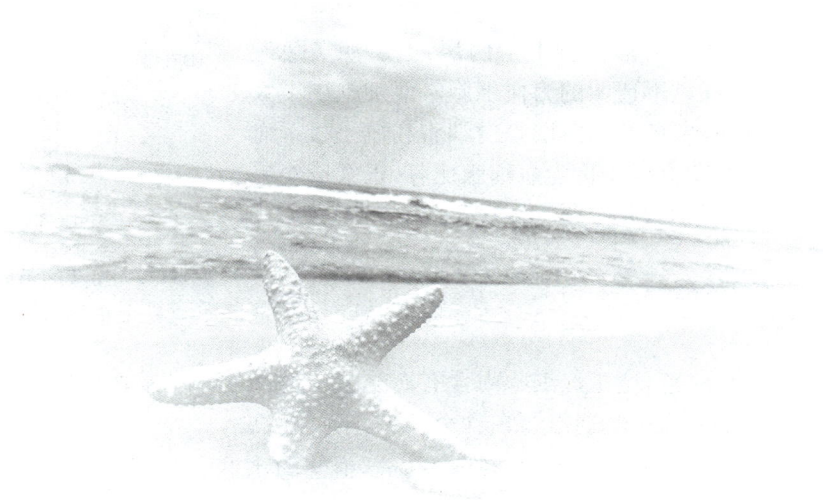

第三章 血 液

血液是在心血管系统内循环流动着的液体组织,由血浆和血细胞组成,是沟通机体各部分及内外环境的桥梁。血液具有运输、防御、调节体温及维持酸碱平衡等功能。当血液总量或组织器官的血液灌流量不足时,可造成机体代谢紊乱,严重时甚至危及生命。因此,血液对于维持正常生命活动极为重要,血液检查在医学诊断和治疗上也具有重要价值。

第一节 血液的组成和理化特性

一、血液的组成

血液由血细胞和血浆两部分组成,血细胞可分为红细胞、白细胞、血小板。

将抗凝血离心沉淀后,血液便分上下两层:上层淡黄色透明的液体为血浆;下层红色不透明的为血细胞。血细胞层中大部分是红细胞,其表面灰白色的一薄层是白细胞和血小板。血细胞在血液中所占的容积百分比称为血细胞比容,正常成年男性为40%~50%,女性为37%~48%(图3-1)。

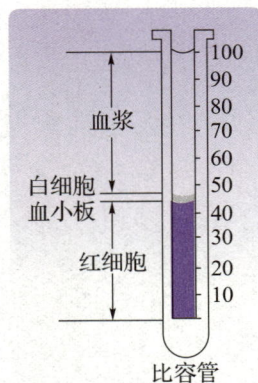

图3-1 血液的组成和血细胞比容

二、血液的理化特性

1. **颜色** 血液呈红色,这是红细胞内含有血红蛋白的缘故。动脉血中的血红蛋白含氧丰富,呈鲜红色;静脉血中的血红蛋白含氧较少,呈暗红色。

2. **比重** 正常人全血的比重为1.050~1.060,血浆的比重为1.025~1.030。血液比重的大小与红细胞的数量和血红蛋白含量成正比。

3. **黏滞性** 血液的黏滞性为水的4~5倍,黏滞性来源于血液中血细胞及血浆蛋

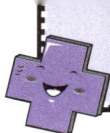

白等之间的相互摩擦。全血的黏滞性主要取决于红细胞的数量,血浆的黏滞性主要取决于血浆蛋白的含量。

4. pH值　正常人血浆 pH 值保持在 7.35 与 7.45 之间。血浆 pH 值的相对稳定有赖于血液内的缓冲物质以及正常的肺、肾功能。血浆 pH 值低于 7.35 为酸中毒,高于 7.45 为碱中毒。血浆 pH 值低于 6.9 或高于 7.8,将危及生命。

5. 血浆渗透压　正常人体血浆渗透压约为 5 790 mmHg(1 mmHg＝0.133 kPa),相当于 770 kPa 或 300 mOsm。

第二节　血　浆

血浆是血细胞的细胞外液,是机体内环境的重要组成部分。它不仅与组织液进行物质交换,还通过肺、肾、胃、皮肤等器官与外环境进行物质交换,在沟通机体内外环境中起着重要作用。

一、血浆的主要成分及其作用

血浆是含有多种溶质的溶液,其中水占 91%～92%,溶质占 8%～9%。溶质主要包括血浆蛋白、无机盐、非蛋白有机物等(图 3-2)。

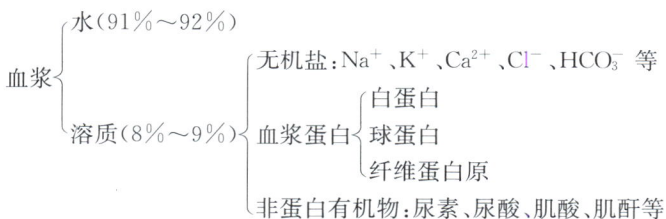

$$
血浆
\begin{cases}
水(91\%～92\%) \\
溶质(8\%～9\%)
\begin{cases}
无机盐:Na^+、K^+、Ca^{2+}、Cl^-、HCO_3^-\ 等 \\
血浆蛋白
\begin{cases}
白蛋白 \\
球蛋白 \\
纤维蛋白原
\end{cases} \\
非蛋白有机物:尿素、尿酸、肌酸、肌酐等
\end{cases}
\end{cases}
$$

图 3-2　血浆的组成

1. 血浆蛋白　血浆蛋白是血浆中多种蛋白质的总称,主要有白蛋白、球蛋白、纤维蛋白原三类。正常人血浆蛋白总量为 60～80 g/L,其中,白蛋白为 40～50 g/L,球蛋白为 20～30 g/L,纤维蛋白原为 2～4 g/L。白蛋白与球蛋白的比值为(1.5～2.5)∶1。血浆蛋白质在形成血浆胶体渗透压、参与免疫反应、参与血液凝固以及营养等方面,都具有重要作用。

2. 无机盐　无机盐约占血浆总量的 0.9%,绝大部分以离子状态存在。血浆中的阳离子以 Na^+ 为主,还有少量 K^+、Ca^{2+}、Mg^{2+} 等;阴离子以 Cl^- 为主,此外还有 HCO_3^-、HPO_4^{2-}、SO_4^{2-} 等。这些离子主要参与形成血浆晶体渗透压,维持酸碱平衡和神经肌肉的兴奋性等。

3. 非蛋白含氮化合物　血浆中除蛋白质以外的含氮化合物总称为非蛋白含氮化合物,主要有氨基酸、尿素、尿酸、肌酐等。临床上把这些物质中所含的氮称为非蛋白氮(NPN),正常值为 14～25 mmol/L。非蛋白含氮化合物是蛋白质和核酸的代谢产物,主要通过肾脏排出体外。测定血浆中 NPN 含量,有助于了解体内蛋白质代谢状况和肾脏的排泄功能。

二、血浆渗透压

(一)渗透压的概念

渗透压是溶液的特性,是指溶液吸引水分子透过半透膜的能力。渗透压的高低取决于溶液中溶质的颗粒数目,与溶质颗粒的种类和大小无关。

(二)血浆渗透压的形成及数值

血浆渗透压约为 5 790 mmHg,相当于 770 kPa 或 300 mOsm,由晶体渗透压和胶体渗透压共同构成。血浆中的无机盐、葡萄糖等小分子物质形成晶体渗透压,其中 80% 来自于 Na^+ 和 Cl^-;而血浆蛋白形成胶体渗透压,正常值约为 25 mmHg,相当于 3.33 kPa 或 1.30 mOsm。三种血浆蛋白中,白蛋白含量最高,分子量又最小,因此,分子颗粒数目最多,在形成胶体渗透压方面起重要作用。

在临床使用的各种溶液中,凡与血浆渗透压相等或相近的溶液,称为等渗溶液;低于血浆渗透压的溶液称为低渗溶液;高于血浆渗透压的溶液称为高渗溶液。等渗溶液在临床最为常用,如 0.9%NaCl 溶液和 5% 葡萄糖溶液。

(三)血浆渗透压的生理作用

1. 血浆晶体渗透压的作用　由于小分子晶体物质能够自由通过毛细血管壁,故血浆与组织液的晶体渗透压几乎相等,但这些晶体物质绝大部分不易透过细胞膜。若将红细胞置于高渗溶液中,则红细胞内的水分渗出,细胞体积变小且发生皱缩;反之,若将红细胞置于低渗溶液中,水分则进入细胞,使细胞膨胀甚至破裂溶血。因此,血浆晶体渗透压对于维持细胞内外的水平衡,保持红细胞的正常形态和功能具有重要作用(图 3-3)。

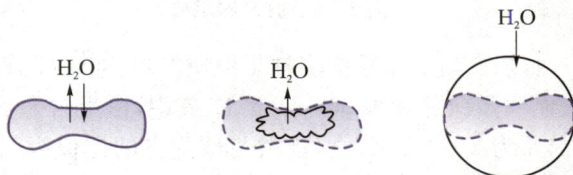

等渗溶液中的红细胞　高渗溶液中的红细胞　低渗溶液中的红细胞

图 3-3　血浆晶体渗透压对红细胞的作用

2. 血浆胶体渗透压的作用　毛细血管壁只允许水分子和晶体物质通过而不允许血浆蛋白分子通过,而血浆胶体渗透压高于组织液胶体渗透压,故组织液的水分子可透过毛细血管壁进入血液。因此,血浆胶体渗透压具有维持毛细血管内外的水平衡,保持正常血容量的功能。当严重营养不良或严重肝、肾疾病引起血浆蛋白浓度降低时,血浆胶体渗透压下降,组织液中的水不能顺利进入毛细血管,使组织液量增多而引起水肿。

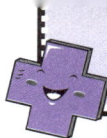

第三节　血细胞

一、红细胞

（一）红细胞的正常值和功能

红细胞是血液中数量最多的血细胞。我国成年男性红细胞的正常值约为$(4.0\sim5.5)\times10^{12}/L$，血红蛋白含量为$120\sim160$ g/L；成年女性红细胞的正常值约为$(3.5\sim5.0)\times10^{12}/L$，血红蛋白含量为$110\sim150$ g/L。正常人的红细胞数量和血红蛋白含量不仅有性别差异，还可因生活环境和机体的功能状态不同而变化。例如，儿童的低于成年人（但新生儿高于成年人）；高原居民高于平原居民等。血液中红细胞数量或血红蛋白含量低于正常值，称为贫血。

红细胞的主要功能是运输氧和二氧化碳，其次对血浆中的酸碱变化具有缓冲作用。这两项功能都依赖红细胞内的血红蛋白，一旦红细胞膜破裂，血红蛋白逸出则丧失功能。

（二）红细胞的生理特性

1. 渗透脆性　红细胞在低渗溶液中发生膨胀、破裂的特性称为红细胞的渗透脆性。红细胞在等渗的0.9%NaCl溶液中可保持其正常形态和大小。如将正常红细胞放入0.6%～0.8%NaCl溶液中，红细胞会膨胀成球形但并不破裂，在0.42%NaCl溶液中，开始有部分红细胞破裂溶血，在0.35%NaCl溶液中，全部红细胞发生溶血，说明红细胞对低渗溶液具有一定的抵抗力，这种抵抗力的大小用渗透脆性来表示。渗透脆性越大，表示红细胞对低渗溶液抵抗力越小；反之则抵抗力大。一般来说，初成熟的红细胞脆性小，衰老的红细胞脆性大。

2. 悬浮稳定性　将抗凝血静置在容器中，尽管红细胞的比重大于血浆，但却能相当稳定地悬浮于血浆中，下沉的速度十分缓慢，这种特性称为红细胞的悬浮稳定性。临床上，将抗凝血液置于血沉管中，观察1小时末血柱上方出现的血浆层高度，以表示红细胞下降的速率，称为红细胞沉降率（血沉，ESR）。用韦氏法测定，正常成年男性红细胞沉降率为0～15 mm，成年女性为0～20 mm。在月经期、妊娠期或患某些疾病（如活动性肺结核、风湿热等）时血沉加快。

3. 可塑变形性　红细胞呈双凹盘形，表面积大，内容物少。当通过直径比它小的毛细血管和血窦孔隙时，可以发生变形，以便其通过。

（三）红细胞的生成与破坏

1. 红细胞的生成过程　在胚胎时期，红细胞是在肝、脾和骨髓生成，出生后主要由红骨髓生成。红细胞在发育过程中，细胞体积由大到小，细胞核从有到无，细胞内的血红蛋白从无到有并逐渐增多。红细胞的生成过程见图 3 - 4。

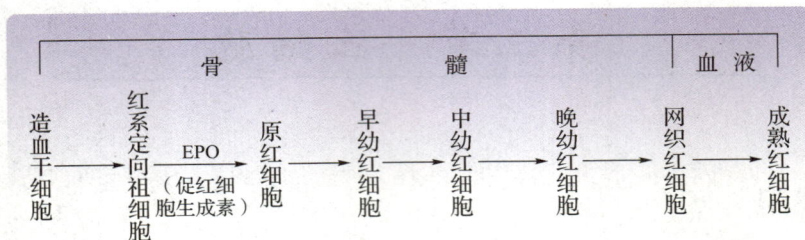

图 3 - 4 红细胞生成过程示意图

2. 红细胞的生成条件

(1) 正常的造血功能：红细胞在红骨髓中生成，如果骨髓造血功能受到抑制（如过量 X 线、放射性核素、某些药物等），红细胞数量与血红蛋白含量将减少，同时白细胞和血小板数量也减少。由骨髓造血功能降低引起的贫血称为再生障碍性贫血。

(2) 足够的造血原料：蛋白质和铁（Fe^{2+}）是血红蛋白的基本组成成分，因而是重要的造血原料。一般来说，正常饮食中蛋白质和铁的供应均能满足造血需要。在铁摄入不足、需要量增加（如生长发育期儿童、孕妇等）、吸收利用障碍或慢性失血等情况下，机体缺铁，从而使血红蛋白减少，引起缺铁性贫血。其特点是红细胞中血红蛋白不足，体积变小，因而又称小细胞低色素性贫血。

(3) 必要的成熟因子：叶酸和维生素 B_{12} 是红细胞发育过程中不可或缺的成熟因子，叶酸和维生素 B_{12} 不足，红细胞发育停滞，红细胞数量和血红蛋白含量都将减少，导致巨幼红细胞性贫血，又称大细胞性贫血。维生素 B_{12} 必须与胃腺壁细胞分泌的内因子结合，才能在回肠吸收。故各种原因造成的内因子缺乏，也可引起巨幼红细胞性贫血。

3. 红细胞的生成调节 红细胞的生成主要受促红细胞生成素和雄激素的调节。

(1) 促红细胞生成素（EPO）：促红细胞生成素主要由肾脏合成，可增强骨髓的造血功能。当机体缺氧时，该激素释放增加，红细胞生成增多，可提高血液运氧能力。某些肾病或肾切除的患者，由于促红细胞生成素减少可导致肾性贫血。

(2) 雄激素：雄激素能直接刺激骨髓造血功能，使红细胞生成增多；也能作用于肾脏，使其分泌促红细胞生成素增多，间接刺激骨髓造血。因此，青春期以后男性红细胞的数目和血红蛋白含量均高于女性。

4. 红细胞的破坏 红细胞的平均寿命 120 天，每 24 小时的更新率为 1/120。衰老的红细胞脆性大，可在血流湍急处因机械冲撞而破损；衰老的红细胞可塑性差，容易滞留在小血管和血窦孔隙内，被肝、脾巨噬细胞所吞噬。脾是破坏红细胞的主要场所，脾功能亢进时，可使红细胞破坏增加，引起脾性贫血。

二、白细胞

（一）白细胞总数与分类计数

正常成年人白细胞总数为 $(4.0 \sim 10.0) \times 10^9/L$，新生儿白细胞总数可达 $15 \times 10^9/L$，

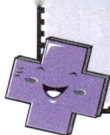

婴儿时期维持在 $10 \times 10^9 / L$。

　　白细胞有细胞核,在血液中一般呈球形。根据细胞浆中是否含有颗粒分为有粒白细胞和无粒白细胞两类。有粒白细胞包括中性粒细胞、嗜碱性粒细胞和嗜酸性粒细胞;无粒细胞包括单核细胞和淋巴细胞。白细胞分类计数及主要功能见表3-1。

表 3-1　白细胞分类计数及主要生理功能

分　类	比例	主要功能
中性粒细胞	50%～70%	吞噬细菌和异物,尤其是化脓性细菌
嗜碱性粒细胞	0%～1%	释放化学物质,引起过敏反应
嗜酸性粒细胞	0.5%～5%	抑制嗜碱性粒细胞的释放,限制过敏反应;杀伤蠕虫
单核细胞	3%～8%	吞噬各种病原微生物、衰老及死亡细胞;识别和杀伤肿瘤细胞;参与免疫
淋巴细胞	20%～40%	T淋巴细胞参与细胞免疫;B淋巴细胞参与体液免疫

(二)白细胞的功能

　　1. 中性粒细胞　中性粒细胞具有非特异吞噬能力,能吞噬和清除入侵的病原微生物及其他异物。中性粒细胞的运动能力和吞噬能力都很强,当细菌侵入或局部炎症时,大量的中性粒细胞通过变形运动从血管渗出,聚集到病灶处将细菌吞噬,并在细胞内溶酶体酶的作用下将其消化分解。一个中性粒细胞吞噬数10个细菌后,自身即解体,释放出的溶酶体酶溶解周围组织而形成脓液。在非特异性免疫中,中性粒细胞是机体抵抗病原微生物尤其是化脓性细菌入侵的第一道防线。因此,临床上白细胞总数和中性粒细胞比例增高的病人,往往提示为化脓性细菌感染。

　　2. 嗜碱性粒细胞　嗜碱粒细胞的胞质颗粒中含有肝素、组胺、过敏性慢反应物质等生物活性物质。肝素具有抗凝血作用;组胺、过敏性慢反应物质可使毛细血管通透性增加、支气管平滑肌痉挛,引起荨麻疹、哮喘等过敏反应。

　　3. 嗜酸性粒细胞　嗜酸性粒细胞能抑制嗜碱性粒细胞合成和释放生物活性物质,从而限制嗜碱性粒细胞在过敏反应中的作用。嗜酸性粒细胞还可黏着于蠕虫上,释放多种酶类,损伤蠕虫虫体。所以,当机体发生过敏反应及寄生虫感染时,常伴有嗜酸性粒细胞增多。

　　4. 淋巴细胞　淋巴细胞参与特异性免疫,是机体防御系统的重要组成部分。淋巴细胞通常分为两类:一类是T淋巴细胞,参与细胞免疫;另一类是B淋巴细胞,参与体液免疫。

　　5. 单核细胞　从骨髓进入血液的单核细胞仍然是尚未发育成熟的细胞。单核细胞吞噬能力较弱,在血液中停留2～3天后迁移组织中,继续发育成巨噬细胞,吞噬能力大大增强,除能吞噬较大的细菌及异物外,还能吞噬衰老和死亡的细胞。巨噬细胞还能识别和杀伤肿瘤细胞并参与机体的特异性免疫。

三、血小板

（一）血小板的数量

血小板体积小，直径为 $2\sim3~\mu m$。正常成人血小板数量为 $(100\sim300)\times10^9/L$。午后、冬季、剧烈运动后及妊娠中晚期血小板增多。

（二）血小板的主要功能

1. 维持血管内皮的完整性　血小板有维持血管内皮完整性的功能。这是由于血小板能随时填充毛细血管内皮细胞脱落留下的孔隙，及时修复血管内皮，维持毛细血管壁的正常通透性。当血小板减少到 $50\times10^9/L$ 以下时，由于毛细血管的通透性增加，轻微的创伤便可引起皮肤和黏膜下出血，表现为皮肤和黏膜上出现针尖大小的出血点，称血小板减少性紫癜。严重时甚至发生自发出血。

2. 参与生理性止血和血液凝固　当小血管损伤发生出血时，不经过任何处理，通常出血可以自然停止，称为生理性止血。血小板参与生理止血和血液凝固的基本过程是：①黏附于损伤处的血小板可释放缩血管物质，促使局部血管收缩有利于止血；②血小板黏附、聚集于血管破损处形成血小板血栓堵塞伤口，实现初步止血；③血小板吸附凝血因子，参与并促进血液凝固，形成坚实的止血栓，从而有效止血。

临床上用针刺破耳垂或指尖，测定自血液流出到出血自然停止所需要的时间，称为出血时间，正常人为 $1\sim3$ 分。测定出血时间，可以了解生理止血功能是否正常。

第四节　血液凝固

血液凝固是指血液由流动的液体状态变成不能流动的胶冻状态的过程，简称血凝。血液凝固是一系列复杂的生物化学反应过程。血液凝固的本质是血浆中可溶性的纤维蛋白原转变为不溶性的纤维蛋白，纤维蛋白形如细丝，交织成网并网罗血液成分，使血液变成不能流动的血凝块。血液凝固后，血块回缩析出的淡黄色液体称血清。血清与血浆的区别主要在于血清中不含纤维蛋白原。

一、凝血因子

参与凝血过程的物质统称为凝血因子。世界卫生组织依照凝血因子被发现的先后，以罗马数字统一命名，作为国际上通用的名称（表 3-2）。因子Ⅵ是活化的因子Ⅴ，后被取消。此外，前激肽释放酶、血小板第 3 因子（PF_3）等也参与凝血过程。

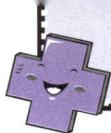

表 3－2 国际命名编号的凝血因子

编 号	同义名	编 号	同义名
I	纤维蛋白原	VIII	抗血友病因子
II	凝血酶原	IX	血浆凝血活酶
III	组织因子	X	斯图亚特因子
IV	Ca^{2+}	XI	血浆凝血活酶前质
V	前加速素	XII	接触因子
VII	前转变素	XIII	纤维蛋白稳定因子

　　①上述凝血因子中,除IV因子是无机物,其余都是蛋白质;②上述因子中除III因子存在于组织外,其余的均存在于血浆中;③多数凝血因子在肝脏合成,其中因子II、VII、IX、X在肝脏合成过程中需要维生素 K 的参与;④多数凝血因子是以没有活性的酶原形式存在,需经激活才成为有活性的酶,活性形式以右下角加"a"表示。

二、血液凝固的基本过程

　　血液凝固的基本过程分为凝血酶原酶复合物的形成、凝血酶的形成及纤维蛋白的形成三个步骤(图 3－5)。

　　凝血酶原酶复合物是因子 X a、V、Ca^{2+} 和 PF_3 共同形成的。按因子 X 的激活过程的不同,凝血酶原酶复合物的形成分为内源性凝血和外源性凝血两条途径(图 3－6)。

　　凝血过程是许多凝血因子被相继激活的一系列酶促反应。有的凝血因子具有正反馈作用,从而加速凝血反应。因而凝血过程一经启动,其反应势如"瀑布",越来越快,直到血液凝固。

图 3－5　血液凝固的基本步骤

　　正常情况下,血管内的血液不会发生凝固,主要原因是:①正常血管内皮完整光滑,因子XII不能活化,血液中也没有因子III,故不能启动内源性或外源性凝血过程。②即使血管损伤,部分因子XII活化,由于血液循环速度快,可将少量活化的凝血因子不断稀释冲走,并被肝、脾等处的巨噬细胞吞噬破坏,使早期的凝血过程不能完成。③血浆中存在着天然的抗凝系统,其中最重要的是抗凝血酶III和肝素。抗凝血酶III可使凝血酶失活。肝素主要由肥大细胞产生,它的强大抗凝作用源于它能增强抗凝血酶III的活性。

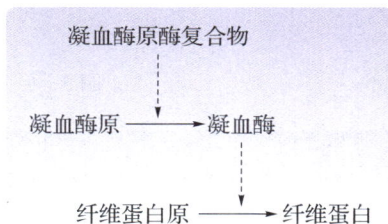

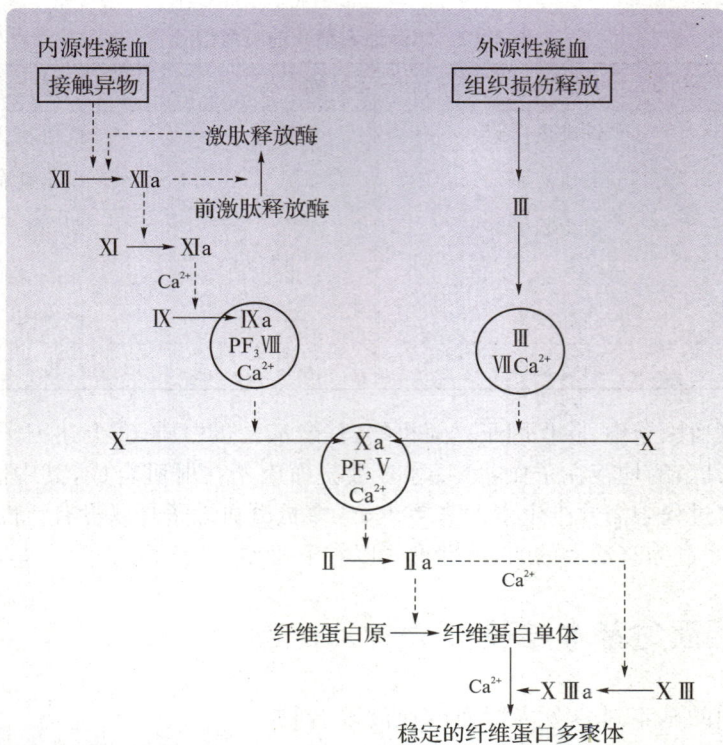

图 3-6　内源性和外源性凝血过程示意图

血液凝固加速与抗凝的临床应用

　　临床上常采取一些措施来加速或阻止血液凝固。如外科手术时，常用温热盐水纱布压迫止血，这主要是由于纱布作为异物可激活内源性凝血途径；温水可提高酶的活性，使血液凝固加速。术前注射维生素 K 可促进肝脏内某些凝血因子合成，从而加速血凝，以利于止血。另一方面，在血液检验和输血中，需要血液保持流体，可在血液中加入适量的抗凝药。临床上常用的抗凝药有草酸盐和柠檬酸钠，两者都可消除血浆中的 Ca^{2+}，发挥抗凝作用。

第五节　血型与输血

　　正常成年人血液总量占体重的 7‰～8‰。一个体重 60 kg 的人，血量为 4 200～4 800 ml。血液绝大部分在心血管系统中快速循环流动，称为循环血量；小部分血液滞留在肝、肺、腹腔静脉及皮下静脉丛内，流动缓慢，相对静止，称为贮存血量。

　　正常成年人一次失血不超过 10%，一般不会影响机体的健康。丢失的水和电解质可在 1～2 小时内得到补充；血浆蛋白可在 1～2 天内恢复；红细胞大约需要 1 个月左右才能

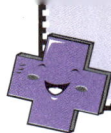

恢复。但若一次失血达20%,将会出现心跳加快、血压降低、头晕等一系列症状。若一次失血达30%,如不及时抢救,将会危及生命。此时,最有效的抢救措施是输血。

输血虽然是抢救急性大失血病人的有效措施,但不是任何人都可相互输血,必须严格地选择合适的血型,否则会引起输血反应。血型通常是指红细胞膜上特异性抗原的类型。自奥地利科学家卡尔·兰德斯坦纳发现第一个人类血型即ABO血型以来,至今已发现了29个不同的红细胞血型系统。血型在临床上不仅与输血关系密切,在组织器官移植及法医学等领域中,也具有重要意义。

一、医学上重要的血型系统

(一) ABO 血型系统

1. ABO 血型的分型 血型分型的依据是红细胞膜上抗原的有无和种类。ABO血型系统中有两种血型抗原:A抗原和B抗原。根据红细胞膜上的血型抗原的有无和种类将ABO血型系统分为四种血型:红细胞膜上只含A抗原者为A型;只含B抗原者为B型;含A与B两种抗原者为AB型;A和B两种抗原都没有者为O型。另一方面,血浆中还存在着与抗原相对应的抗体,A型血浆中含抗B抗体,B型血浆中含抗A抗体,AB型血浆中无抗A和抗B抗体,O型血浆中则含有抗A和抗B抗体(表3-3)。

表 3-3 ABO 血型中的抗原和抗体

血 型	红细胞膜抗原(凝集原)	血浆抗体(凝集素)
A	A	抗B
B	B	抗A
AB	A,B	无
O	无	抗A,抗B

2. 凝集反应 当红细胞膜上的抗原与其对应的抗体相遇时,将发生抗原-抗体反应,红细胞被抗体凝集成一簇簇不规则的细胞团,称为凝集反应。由于血型抗原-抗体反应的结果是使红细胞产生凝集,故抗原又称凝集原,抗体又称凝集素。红细胞一旦发生凝集,首先堵塞小血管,继而红细胞破裂溶血,如A抗原+抗A抗体→红细胞凝集→溶血;B抗原+抗B抗体→红细胞凝集→溶血。

3. 血型鉴定 根据凝集反应的原理,可用两种已知的抗体(凝集素)来检测红细胞膜上的抗原(凝集原)以确定血型(具体方法见实验指导)。

(二) Rh 血型系统

Rh血型是与ABO血型同时存在的另一重要的血型系统。

1. Rh 血型的分型 Rh血型抗原最先在恒河猴(Rhesus monkey)的红细胞膜上发现,故称Rh血型。人类红细胞膜上的Rh抗原有C、c、D、E、e五种。其中D抗原的抗原性最强。故凡红细胞膜上含D抗原的,称为Rh阳性;不含D抗原的称为Rh阴性。

2. Rh血型的特点及其临床意义 Rh血型的特点是血清中不存在天然抗体，因此Rh阴性者第一次接受Rh阳性的血液，不会发生凝集反应。但Rh阴性者在输血后经D抗原刺激可产生抗D抗体，若再次接受Rh阳性者的血液，就可发生红细胞的凝集反应而溶血。另外，Rh阴性的母亲第一次孕育Rh阳性的胎儿时，Rh阳性胎儿的红细胞可因某种原因进入母体，刺激母体产生抗D抗体。因此，在第2次孕育Rh阳性的胎儿时，母体的抗D抗体(主要是IgG)可透过胎盘屏障进入胎儿体内，使Rh阳性胎儿的红细胞发生溶血，严重时可引起胎儿死亡。

据调查，汉族和其他大多数民族中，Rh阳性的人占99%，阴性的人仅占1%左右；但在有的少数民族中Rh阴性者较多，如塔塔尔族为15.8%，苗族为12.3%，布依族和乌孜别克族为8.7%。在这些民族居住的地区，Rh血型问题应受到特别重视。

二、输　血

1. **输血原则**　输血遵循的一般原则是避免输血的过程中红细胞发生凝集反应，即使在紧急情况下，也要保证供血者的红细胞不被受血者的抗体所凝集。

2. **ABO血型之间的输血关系**　根据输血原则，ABO血型之间输血关系如图3-7所示。

3. **交叉配血试验**　输血前，在血型鉴定的基础上，还必须进行交叉配血试验，即把供血者的红细胞与受血者的血清进行配合，称为交叉配血主侧；再将受血者的红细胞与供血者的血清进行配合，称为交叉配血次侧(图3-8)。若主侧、次侧均不发生凝集反应，即为配血相合，可以输血；若主侧出现凝集反应为配血不合，绝对不能输血；若主侧不凝集，次侧凝集，为配血基本相合，见于O型血输给其他血型的受血者或AB型受血者接受其他各型血的异型输血。

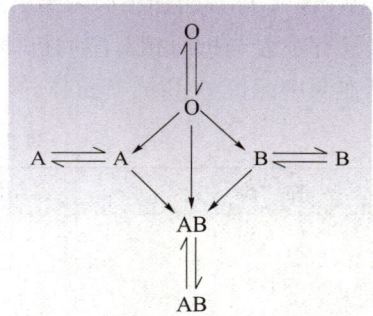

图3-7　ABO血型之间输血关系示意图

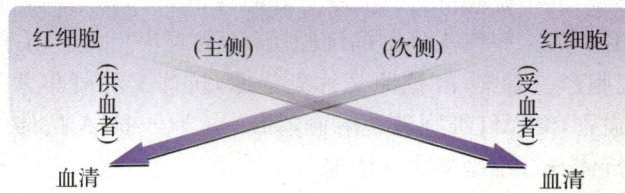

图3-8　交叉配血试验示意图

配血基本相合的异型输血主要考虑主侧而忽略次侧，原因在于异型输血的量少、速度慢，所输入的血浆可被受血者的血浆所稀释，抗体浓度降低，与受血者红细胞发生凝集的可能性大大降低。但异型输血只能在紧急情况下进行，且输血量要少，一般不超过200 ml；速度不宜过快，并在输血的过程中密切注意观察病人的反应。

自体输血和成分输血

自体输血是指在手术前先抽取并保存病人自己的一部分血液,在以后进行手术时按需要再将血液输给病人自己。自体输血不仅可以防止异体输血的并发症,减少血源传播的疾病,多次取血也可刺激骨髓造血。

随着医学和科学技术的进步以及血液成分分离技术的广泛应用,输血疗法已从原来的输全血发展为成分输血。成分输血是把血中的不同成分分别提纯,按照不同病人的需要进行针对性输血,如给严重贫血患者输注红细胞悬液,血小板减少症患者可以输注血小板悬液,大面积烧伤患者输注血浆等。成分输血可增强针对性,提高疗效,且节约血源。

（朱洁平）

第四章 血液循环

　　循环系统主要由心脏和血管组成。心脏是血液循环的动力器官,血管是血液运行的管道。心脏推动血液在心血管系统内周而复始地定向流动称为血液循环。血液循环的主要功能是进行体内物质的运输和交换,维持内环境相对稳定,保证机体新陈代谢的正常进行。一旦血液循环发生障碍,内环境的稳态则被破坏,新陈代谢也将异常,从而导致疾病的发生,严重时可危及生命。

第一节　心脏生理

一、心脏的泵血功能

　　心脏的主要功能是泵血。通过心脏规律性地收缩和舒张,使血液从静脉进入心房,由心房经房室瓣流向心室,再由心室射入动脉,从而推动血液循环流动。

(一) 心动周期和心率

　　心脏每收缩和舒张一次称一个心动周期。在每一个心动周期中,心房和心室的活动都可分为收缩期和舒张期,并按一定顺序交替进行。首先是两心房同时收缩,继而舒张;当心房进入舒张期时,两心室同时收缩,随后舒张,在心室舒张末期心房又开始收缩,进入下一个心动周期(图4-1)。

　　每分钟心脏搏动的次数称为心率。正常成年人安静状态下心率为60～100次/分,平均75次/分。心

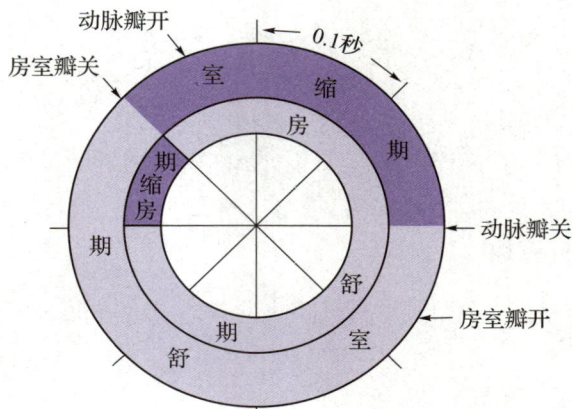

室缩期:心室收缩期;室舒期:心室舒张期;
房缩期:心房收缩期;房舒期:心房舒张期

图4-1　心动周期示意图

率可因年龄、性别及其他生理状态不同而有明显的差异。新生儿心率可达 130 次/分以上,以后随年龄的增长逐渐减慢,至青春期接近于成年人;在成年人中,女性心率比男性稍快;同一个人安静或睡眠时心率较慢,运动或情绪激动时心率加快。

心率为 75 次/分时,心动周期约为 0.8 秒,其中心房收缩期占 0.1 秒,心房舒张期占 0.7 秒;心室收缩期占 0.3 秒,心室舒张期占 0.5 秒。由此可以看出,无论心房还是心室其舒张期均长于收缩期。这一特点既保证静脉回流有足够的时间充盈心脏,又能使心肌得到充分的休息而不易疲劳,从而使心脏能更有效地实现泵血功能。

心动周期的长短与心率的快慢成反比。心率变化时,心动周期也随之变化,但舒张期变化更为显著。所以当心率加快时,舒张期明显缩短,心脏充盈和休息的时间均相对减少,既不利于心脏射血,又不利于心脏持久活动。

(二)心脏的泵血过程

在心脏的泵血过程中,心室的活动起主导作用,且左、右心脏的活动基本相同,现以左心室为例,说明一个心动周期中心脏的射血和充盈过程(图 4-2)。

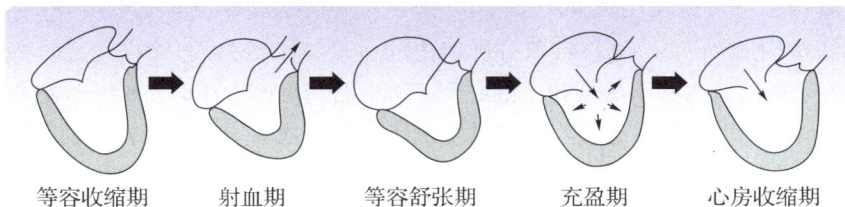

等容收缩期　　　射血期　　　等容舒张期　　　充盈期　　　心房收缩期

图 4-2　心泵血过程示意图

1. **心室收缩与射血**　心室收缩过程包括等容收缩期和射血期。

(1)等容收缩期:心室开始收缩时,室内压迅速升高,当室内压超过房内压时,心室内血液向心房方向反流,向上推起房室瓣使之关闭。由于此时室内压仍低于动脉压,故动脉瓣仍处于关闭状态。此期心室内血液不进不出,心室容积不变,故称等容收缩期。

(2)射血期:随着心室的继续收缩,心室内压进一步升高,当室内压超过动脉压时,血液冲开动脉瓣快速射入动脉。

2. **心室舒张与充盈**　心室舒张过程可分为等容舒张期和充盈期。

(1)等容舒张期:心室开始舒张时,室内压迅速降低,当室内压低于动脉压时,动脉内血液向心室方向反流,使动脉瓣迅速关闭。由于此时心室内压仍高于心房内压,房室瓣仍处于关闭状态。此期无血液进出心室,心室容积不变,故称等容舒张期。

(2)充盈期:随着心室的继续舒张,心室内压进一步降低,当室内压低于房内压时,房室瓣自动打开,心房和大静脉内血液被抽吸入心室,心室迅速充盈。在心室舒张期的最后 0.1 秒,下一心动周期的心房收缩开始,随着心房的收缩,房内压超过室内压,血液被进一步挤压到心室,最后完成充盈过程。在充盈期内,由心室舒张抽吸入心室的血液约占心室充盈血量的 70%,心房收缩挤压到心室的血液约占心室充盈血量的 30%。

综上所述,心室的活动既是心室射血的动力又是心室充盈的主要动力,心室舒缩引起的室内压变化决定瓣膜的开闭和血流的方向。瓣膜对保证血液定向流动、防止血液逆流有重要作用。

表 4 - 1　心动周期中心腔内压力、瓣膜活动、血流方向、容积等变化

心动周期		压力比较	瓣膜开闭		血流方向	心室容积
			房室瓣	动脉瓣		
心室收缩期	等容收缩期	房内压<室内压<动脉压	关闭	关闭		不变
	射血期	房内压<室内压>动脉压	关闭	开放	心室→动脉	减小
心室舒张期	等容舒张期	房内压<室内压<动脉压	关闭	关闭		不变
	充盈期	房内压>室内压<动脉压	开放	关闭	心房→心室	增大

（三）心脏泵血功能的评价

心脏的主要功能是泵血,正确评价心脏的泵血功能,对临床心脏生理的研究及临床医疗实践都具有非常重要的作用。对心脏泵血功能的评定通常用单位时间内心脏射出的血量作为指标。

1. 每搏输出量　一侧心室每次收缩射出的血量称每搏输出量,简称搏出量。正常成人安静状态下每搏输出量 60～80 ml(平均 70 ml),左、右心室基本相等。

2. 每分输出量　一侧心室每分钟射出的血量,称为每分心输出量,简称心输出量。心输出量等于搏出量与心率的乘积。如心率 75 次/分,搏出量为 60～80 ml,则心输出量为4.5～6 L,平均 5 L。生理状态下心输出量与机体代谢相适应,并与年龄、性别等因素有关。

3. 心力储备　健康人安静时心输出量约为 5 L,剧烈运动时可达 25～30 L,为安静时的 5～6 倍,说明正常心脏的泵血功能有相当大的潜力。心输出量随机体代谢的需要而增加的能力称为心力储备,包括心率储备和搏出量储备。心力储备反映心脏泵血功能的潜力,是判断机体能否胜任高强度运动的指标。合理的体育锻炼可提高心力储备。

（四）影响心脏泵血功能的因素

心输出量是衡量心脏泵血功能的重要指标,而搏出量和心率是决定心输出量的基本因素。因此,凡能影响搏出量和心率的因素均可影响心输出量。

1. 搏出量　影响搏出量的因素包括前负荷、后负荷和心肌收缩力。

(1)前负荷:心肌的前负荷是指心室舒张末期充盈量。在一定范围内,心肌收缩力与前负荷呈正变关系。前负荷增大,心肌收缩力增强,搏出量增加。但若前负荷过大(如静脉输液过量、输液速度过快时),则心肌收缩力反而降低,心搏出量减少。

(2)后负荷:心室收缩时,室内压必须超过动脉血压才能将血液射入动脉。所以,动脉血压是心肌收缩后遇到的阻力,称为心肌后负荷。在心肌前负荷和收缩力不变的条件下,后负荷与搏出量呈反变关系。后负荷增加(动脉血压升高),心室收缩时动脉瓣开放延迟,等容收缩期延长,射血期缩短,搏出量减少。高血压病人因血压持续升高,心肌细胞必须依靠增粗加长来增强收缩能力,以维持正常的心输出量。久而久之,心室肌将逐渐肥厚,心功能逐渐减退,最终导致高血压性心脏病。

(3)心肌收缩力:心肌收缩力是心肌本身的收缩能力,包括心肌收缩的强度和收缩速度。在前、后负荷不变的情况下,心肌收缩力增加,搏出量增加。反之,搏出量减少。

2. 心率　一定范围,心率加快可使心输出量增加。但心率过快时(超过 180 次/

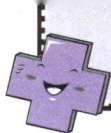

分),由于心室舒张期明显缩短,将导致心室充盈不足,搏出量减少,心输出量减少;心率过慢时(低于 40 次/分),虽然心室舒张期延长,但因心室容积有限,充盈达到最大限度后,搏出量不能继续增加,故心输出量也将减少。

(五)心音

在心动周期中,由于心肌的收缩、心脏瓣膜关闭及血液撞击心室壁和大动脉壁等机械振动而产生的声音,称心音。通常可用听诊器在胸壁上听取,一般情况下,一个心动周期中可听到两个心音,即第一心音和第二心音(表 4-2)。

1. 第一心音　发生在心室收缩期,音调较低,持续时间较长。第一心音是由于心室肌收缩时,房室瓣关闭的撞击以及心室射出的血液冲击动脉壁引起的振动而产生,其中主要是由于房室瓣关闭。第一心音标志着心室收缩的开始,它的强弱可反映房室瓣的功能及心肌收缩力的强弱。

2. 第二心音　发生在心室舒张期,音调较高,持续时间较短。第二心音是由于心室肌舒张时,动脉瓣关闭的撞击以及血液反流冲击大动脉根部所引起振动而产生的,其中主要是由于动脉瓣关闭。第二心音标志着心室舒张的开始,它的强弱可反映动脉瓣的功能状态及动脉压的高低。

表 4-2　第一心音和第二心音的比较

心音	第一心音	第二心音
特征	音调较低,持续时间较长	音调较高,持续时间较短
产生原因	主要由房室瓣关闭产生	主要由动脉瓣关闭产生
标志	心室收缩的开始	心室舒张的开始
临床意义	反映心室收缩力强弱以及房室瓣的功能	反映动脉压高低以及动脉瓣的功能

由于心音可反映心肌收缩和心脏瓣膜的功能情况以及动脉血压的高低,因而心肌病变、心瓣膜关闭不全或狭窄、动脉血压过高时,均可出现异常心音。另外,心音也可反映心率、心律是否正常。因此,心音听诊在某些心血管疾病的诊断中具有重要意义。

心杂音的临床意义

心肌和心脏瓣发生器质性病变时,血液在流动过程中将会遇到障碍,形成涡流,引起振动发出声音,此时在正常的心音之外就产生了心杂音。在不同听诊区听到的发生在不同时期的心杂音意义不同。从第一心音到第二心音的时间相当于心脏的收缩期,第一心音后出现的杂音为收缩期杂音;从第二心音到下一个心动周期的第一心音的时间相当于心脏的舒张期,第二心音后出现的杂音为舒张期杂音。在二尖瓣听诊区听到隆样舒张期杂音,说明二尖瓣狭窄;听到吹风样收缩期杂音,说明二尖瓣关闭不全。在主动脉瓣听诊区听到吹哨样收缩期杂音,说明主动脉瓣狭窄;听到吹风样舒张期杂音,说明主动脉瓣关闭不全。若在儿童心前区听到粗糙的收缩期杂音,多见室间隔缺损。因此,可根据杂音出现的时间、部位、杂音的性质等不同,协助诊断某些心脏疾病。

二、心肌细胞的电活动

（一）心肌细胞的生物电现象

心脏自动地、节律性地收缩和舒张，是以心肌细胞的生物电为基础的。心肌细胞有两类：一类是具有收缩能力的普通心肌细胞，构成心房壁和心室壁，又称工作细胞，这类细胞不具有自律性又称非自律细胞。另一类是特殊分化的、已丧失收缩能力的特殊心肌细胞，这类细胞能自动产生节律性兴奋，又称自律细胞。它们构成心脏的传导系统，包括窦房结、房室结、房室束、左右束支和浦肯野纤维等。心肌细胞的静息电位产生原理与神经纤维基本相同，主要是 K^+ 外流形成。但不同的心肌细胞的动作电位明显不同。现以心室肌细胞和窦房结细胞为例，说明心肌细胞的生物电现象。

1. **心室肌细胞的动作电位** 心室肌细胞的动作电位与神经细胞的动作电位明显不同，其去极化和复极化过程可以分为五个时期，即 0、1、2、3、4 期（图 4-3）。各期产生的机制如下。

(1) 0 期（去极化过程）：当心室肌细胞受到有效刺激时，细胞膜上 Na^+ 通道少量开放，Na^+ 少量内流使膜产生去极化。当去极化达到阈电位（-70 mV）水平时，细胞膜上 Na^+ 通道被大量激活，膜对 Na^+ 通透性急剧增加，Na^+ 大量快

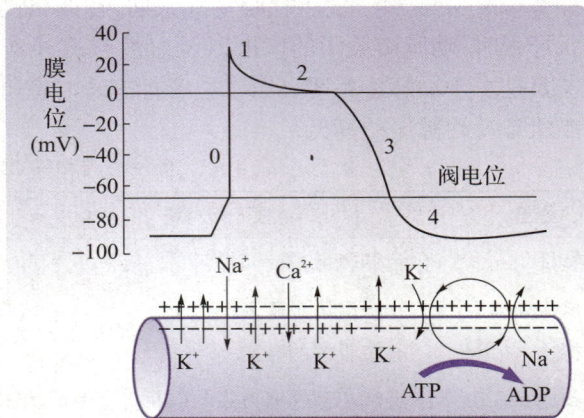

图 4-3 心室肌细胞动作电位与形成机制示意图

速内流使膜电位上升至 $+30$ mV 左右，形成动作电位的上升相。

(2) 1 期（快速复极初期）：0 期去极化达 $+30$ mV 以后，心室肌细胞膜上 Na^+ 通道关闭，Na^+ 内流停止，同时 K^+ 通道开放，K^+ 快速外流，使膜电位迅速下降至 0 mV 左右，导致膜的快速复极化。

(3) 2 期（缓慢复极期或平台期）：当膜电位达 0 mV 左右时，心室肌细胞膜上 Ca^{2+} 通道开放，在 K^+ 外流同时，Ca^{2+} 缓慢内流。由于两种带正电荷的离子流动方向相反，在电位上相互抵消，使复极停滞在零电位水平，形成一个较长时间的平台，故称平台期。平台期是心室肌细胞动作电位的主要特征。

(4) 3 期（快速复极末期）：2 期末，细胞膜上 Ca^{2+} 通道关闭，Ca^{2+} 内流停止，K^+ 外流随膜的复极化过程而增强，使膜电位迅速降至 -90 mV。

(5) 4 期（静息期）：此期膜电位基本恢复并稳定于静息电位水平，故称静息期。但由于在形成动作电位的过程中，有一定量的 Na^+、Ca^{2+} 内流和 K^+ 外流，造成细胞内外原有的离子浓度发生改变，此时细胞膜上的离子泵被激活，它们逆浓度差将 Na^+、Ca^{2+} 排到细胞外，同时将 K^+ 摄回细胞内，使细胞内外的离子分布逐渐恢复到未受刺激前的状态，保持心肌细胞的正常兴奋能力。

表 4 - 3 心室肌细胞动作电位的时相、形态特点及离子基础

时 相	形态特点	离子基础
0 期(去极化期)	从 -90 mV 去极至 +30 mV	Na^+ 快速内流
1 期(快速复极初期)	从 +30 mV 复极至 0 mV	K^+ 外流
2 期(平台期)	0 mV 附近缓慢复极	Ca^{2+} 缓慢内流和 K^+ 外流
3 期(快速复极末期)	从 0 mV 附近复极至 -90 mV	K^+ 大量外流
4 期(静息期)	复极完毕,静息电位恢复	Na^+-K^+ 泵、Ca^{2+} 泵活动

2. 窦房结细胞的动作电位

窦房结细胞的动作电位可分为 0、3、4 三个时期。其中最大的特点是 4 期膜电位不稳定,在没有外来刺激情况下,可自动缓慢去极化,称为 4 期自动去极化。当去极化达到阈电位时可引起细胞产生一个新的动作电位(图 4 - 4)。自律细胞的 4 期自动去极化,是自律细胞与非自律细胞生物电现象的主要区别,也是自律细胞产生自律性的基础。

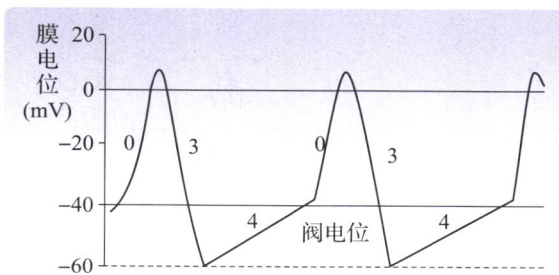

图 4 - 4 窦房结细胞动作电位示意图

(二)心电图

心脏的兴奋以生物电为基础,其各部分在兴奋过程中出现的生物电活动,可以通过心脏周围的组织和体液传导到身体表面。利用心电图机在体表一定部位所描记的心肌兴奋、传导和恢复过程的电变化波形,称为心电图(ECG)。心电图是临床上判断某些心脏疾病的重要辅助检查。

不同导联的心电图波形不完全相同。现以 II 导联心电图为例,分析心电图各波、段、间期的组成(图 4 - 5)。

1. **P 波** 反映左、右两心房去极化过程的电位变化。其波形小,呈圆顶形。

2. **QRS 波群** 反映左、右两心室去极化过程的电位变化,由向下的 Q 波,高尖向上的 R 波及向下的 S 波组成。在不同导联中,三个波不一定全部出现,各波的幅度也不同。

3. **T 波** 反映左、右两心室复极化过程的电位变化。其方向与 QRS 波的主波方向一致。

4. **P-R 间期(或 P-Q 间期)** 指从 P 波起点到 QRS 波起点之间的时间,历时 0.12~0.20 秒。反映由窦房结产生的兴奋传导到心室所需要的时间。PR 间期延长提示有房室传导阻滞。

5. **S-T 段** 指从 QRS 波终点到 T 波起点之间的线段。正常时与心电图基线平齐。它反映在这段时间内心室全部处于去极化状态,各部分之间无电位差存在。若 ST

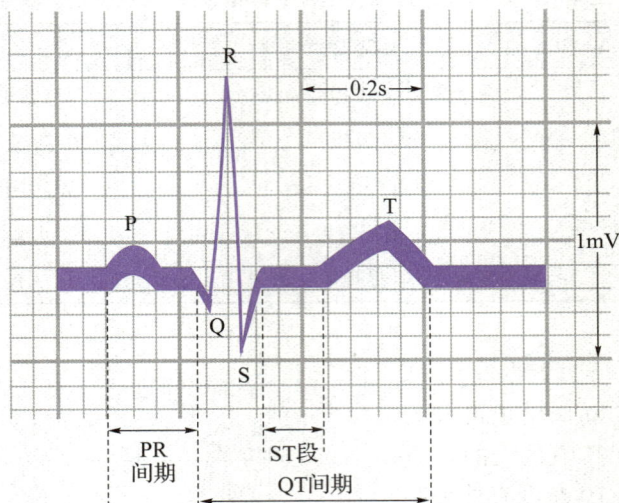

图 4 - 5　正常 II 导联心电图

段上下偏离基线超过一定范围,常表示心肌缺血或损伤。

6. Q-T 间期　指从 Q 波起点到 T 波终点之间的时间。反映心室肌从去极化开始到复极化结束所需要的时间。

表 4 - 4　心电图各波、段、间期的生理意义

波　形	意　义
P 波	反映左、右心房去极化过程的电变化
QRS 波	反映左、右心室去极化过程的电变化
T 波	反映左、右心室复极化过程的电变化
P-R 间期	代表窦房结的兴奋从心房传至心室所需的时间
S-T 段	代表心室肌细胞全部处于去极化状态,各部分间无电位差
Q-T 间期	代表心室肌从去极化开始到复极化结束所用的总时间

心电图的应用

　　心电图反映的是整个心脏兴奋产生、传导和恢复过程中的生物电变化,是每个心动周期中心肌细胞的综合电活动在体表的反映。当心脏发生某些病变时,心电波形会发生相应的改变。心电图在临床上应用较为普遍,不仅用于心律失常、冠心病、心肌病变和电解质紊乱等疾病的诊断和动态监护,还在心脏电复律、心脏起搏、药物试验等方面有着重要意义。此外,心电遥测可用于宇航员、飞行员和登山运动员的地面心电监护。

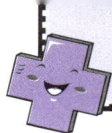

三、心肌细胞的生理特性

心肌细胞具有自动节律性、兴奋性、传导性和收缩性等生理特性。

（一）自动节律性

心肌细胞在没有外来刺激的情况下能够自动地发生节律性兴奋的特性,称为自动节律性(自律性)。心肌的自律性来源于心脏内特殊传导系统中的自律细胞,4 期自动去极化是自律性的生物电基础。

不同的自律细胞,自律性的高低不同。正常情况下,在整个特殊传导系统中,窦房结自律性最高,约 100 次/分,向下依次降低。房室结约 50 次/分,浦肯野细胞最低,约 25 次/分。由于窦房结自律性最高,并能控制其他自律细胞的活动,所以窦房结是主导整个心脏兴奋和收缩的正常部位,称为心脏的正常起搏点。由窦房结为起搏点的心搏节律称为窦性心律。其他自律细胞由于受到窦房结控制而不能表现自身的自律性,称为潜在起搏点。特殊情况下,潜在起搏点可转化为异位起搏点,由异位起搏点引起的心搏节律称为异位节律。

表 4-5　窦房结细胞、房室交界细胞、浦肯野细胞自律性比较表

自律细胞	自律性	起搏特点	形成心律
窦房结	最高(100 次/分)	正常起搏点,心脏起搏的正常部位	窦性心律
房室结	较高(50 次/分)	潜在起搏点,异常时转变为异位起搏点	异位心律
浦肯野细胞	最低(25 次/分)		

（二）传导性

心肌细胞传导兴奋的能力称为传导性。正常情况下,窦房结发出的兴奋通过心房肌传布至两心房,同时沿着心房肌组成的优势传导通路迅速传到房室交界区,再经房室束、左右束支传到浦肯野纤维网,引起心室肌兴奋(图4-6)。

房室结是正常兴奋由心房传入心室的唯一通道,但兴奋在此传导速度缓慢,占时较长,约需0.1 秒才能通过,此现象称为房室延搁。房室延搁具有重要的生理意义,它保证心房收缩结束后心室再收缩,从而使心室在射血前有充分的血液充盈,保证足够的射血量。

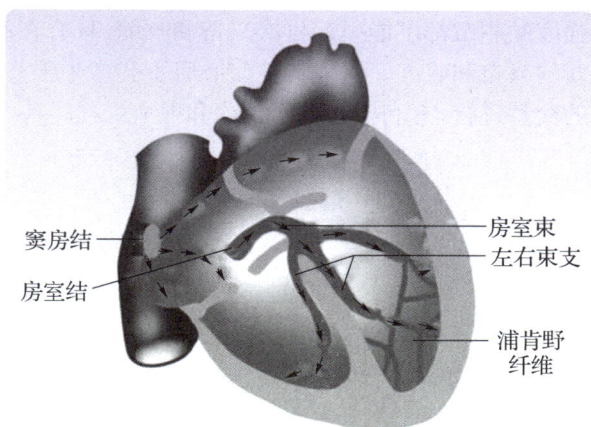

图 4-6　心特殊传导系统

兴奋在心室内传导速度最快（4 m/s）。兴奋一旦到达浦肯野纤维网，几乎同时传遍所有心室肌，从而使左、右心室同步收缩，利于心室射血。

（三）兴奋性

心肌细胞受刺激而发生兴奋时，其兴奋性会发生一系列的变化（图 4-7）。

1. 心室肌兴奋性的周期性变化

（1）有效不应期：心肌细胞每次兴奋后，从 0 期去极化开始到复极化达到 -60 mV 期间的相当长的一段时间内，无论给予任何强大的刺激，心肌细胞均不产生动作电位。此期心肌的兴奋性为零，称为有效不应期。

（2）相对不应期：从复极化 -60 mV 到 -80 mV 期间，心肌兴奋性逐渐恢复，但仍低于正常，只有阈上刺激才可引起心肌产生再次兴奋（产生新的动作电位），此期称相对不应期。

（3）超常期：从复极化 -80 mV 到 -90 mV 期间，心肌细胞兴奋性较正常高，阈下刺激即可再次产生兴奋，故称超常期。超常期后心肌兴奋性恢复正常。

表 4-6　心肌兴奋性的周期性变化

分期	范围	兴奋性特点
有效不应期	0 期去极化开始到复极化至 -60 mV	暂时丧失兴奋性，任何刺激均不引起动作电位
相对不应期	复极化 -60 mV 至 -80 mV	兴奋性逐渐恢复，阈上刺激才能引起动作电位
超常期	复极化 -80 mV 至 -90 mV	兴奋性超过正常，阈下刺激也可引起动作电位

2. 兴奋性变化的特点和意义　心肌细胞兴奋性变化的特点是有效不应期特别长，相当于整个收缩期和舒张期的早期（图 4-7）。即在心肌整个收缩期至舒张早期，任何强度的刺激都不能引起再次兴奋和收缩，只有在有效不应期后，心肌才能接受刺激，产生新的兴奋和收缩。这一特性使心肌不会产生强直收缩，从而使心脏始终保持收缩与舒张的交替进行，有利于心脏的充盈和射血。

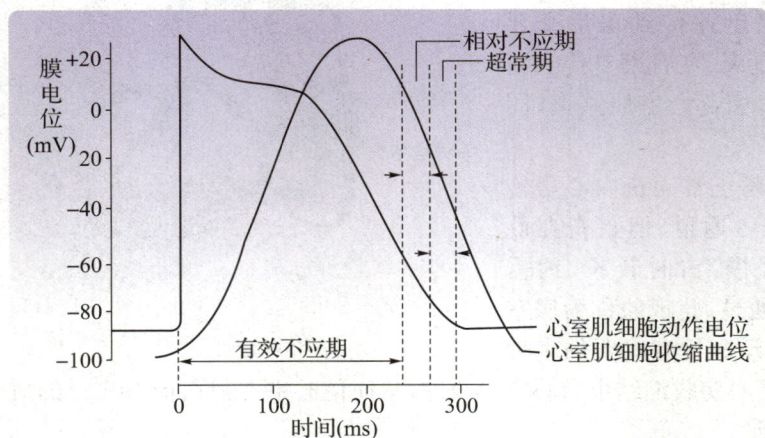

图 4-7　心室肌细胞的动作电位、收缩曲线及兴奋性变化与时间的对应关系

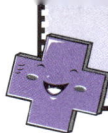

（四）收缩性

心肌收缩与骨骼肌收缩相比具有下列特点：

1. 对细胞外液中的 Ca^{2+} 有较大的依赖性　心肌细胞的肌质网终池不发达，贮 Ca^{2+} 量少，所以心肌收缩时所需的 Ca^{2+} 依赖于动作电位 2 期的 Ca^{2+} 内流。在一定范围内，细胞外液中 Ca^{2+} 浓度增加，可使心肌收缩力增强；反之，心肌收缩力减弱。

2. 同步收缩　由于心肌细胞间的闰盘区电阻很小，兴奋容易通过，所以，正常情况下当心房或心室某处兴奋时，兴奋可迅速传至所有心房肌或心室肌细胞，引起同步收缩。

3. 不产生强直收缩　心肌兴奋后有效不应期长的特点，决定了心肌在整个收缩期乃至舒张早期均不能接受任何刺激产生兴奋和收缩，因而心肌细胞不会发生完全强直收缩。

第二节　血管生理

血管是血液循环流动的管道。血管在血液分流、维持血压、调节血容量和物质交换等方面有着重要作用。

一、各类血管的功能特点

各类血管的功能特点见表 4-7。

表 4-7　各类血管的功能特点

血　管	结构特点	功能特点
主动脉和大动脉（弹性贮器血管）	弹性纤维丰富，弹性大，易扩张	缓冲动脉血压的波动
各级动脉分支（分配血管）		分配血液到各组织器官
小动脉、微动脉（阻力血管）	富含平滑肌，交感神经支配密度大	产生和影响血流阻力
毛细血管（交换血管）	仅一层内皮细胞，通透性大	物质交换
静脉血管（容量血管）	管壁薄，管径粗，易扩张，容量大	贮存血液

二、动脉血压

1. 动脉血压的概念及正常值　动脉血压是指血液对单位面积动脉管壁的侧压力，一般是指主动脉压。在每一心动周期中，动脉血压随心脏的活动而发生周期性变化。

（1）收缩压：心室收缩时动脉血压升高所达到的最高值，称为收缩压。成年人安静时 100~120 mmHg（13.3~16.0 kPa）。

（2）舒张压：心室舒张时动脉血压降低所达到的最低值，称为舒张压。成年人安静时

60～80 mmHg(8.0～10.6 kPa)。

(3) 脉压:收缩压与舒张压之差称为脉搏压或脉压。脉压可反映一个心动周期中动脉血压波动的幅度,一般为 30～40 mmHg(4.0～5.3 kPa)。

(4) 平均动脉压:一个心动周期中,动脉血压的平均值称为平均动脉压。约为舒张压加 1/3 脉压。

动脉血压的记录方法为:收缩压/舒张压 mmHg(kPa)。

血压的相对稳定具有重要的生理意义。动脉血压是推动血液循环和保证各组织器官有足够血流量的必要条件。动脉血压过低可使各组织器官血液供应不足,特别是心、脑、肾等重要器官血流量减少,引起功能障碍。动脉血压过高,心室收缩时后负荷增加,久之可导致心室扩大,甚至心力衰竭。血压过高还容易引起血管壁的损伤,甚至发生破裂,如脑血管破裂造成脑出血。

2. 动脉血压的形成　封闭的心血管系统中充盈足够的血量是形成动脉血压的前提。心室收缩射血和外周阻力是形成动脉血压的两个根本因素。大动脉管壁的弹性舒缩则起到缓冲动脉血压的作用,使收缩压不致太高,舒张压不致过低(图 4-8)。

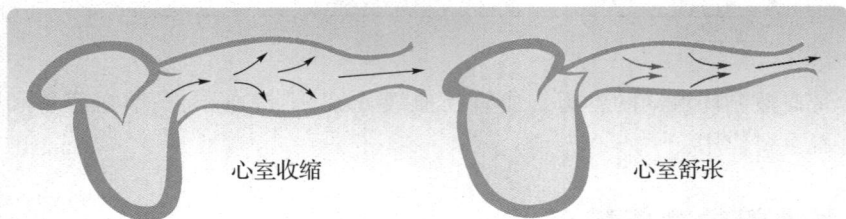

心室收缩　　　　　　　　　心室舒张

图 4-8　主动脉管壁弹性作用示意图

3. 影响动脉血压的因素

(1) 搏出量:其他因素不变,搏出量增多,主要使收缩压升高。原因是心室收缩增强时,搏出量增加,对血管壁施加的侧压力增强,收缩压升高。但由于收缩压升高使血流速度加快,流向外周的血量增多,心室舒张末期大动脉内存留血量增加不明显,故舒张压升高不明显。因此,收缩压高低主要反映心室射血能力。

(2) 心率:心率变化主要影响舒张压。若其他因素不变,心率加快,心室舒张期缩短,流向外周的血液减少,心室舒张末期大动脉中存留的血量增多,使舒张压升高。反之,舒张压降低。

(3) 外周阻力:主要指小动脉、微动脉的血流阻力。若其他因素不变,外周阻力增加时,收缩压和舒张压都升高,但因外周阻力加大使动脉血流速度减慢,流向外周血管的血液减少,心室舒张末期存留在大动脉中血量增多,使舒张压升高较为明显;反之,舒张压降低。故舒张压的高低主要反映外周阻力的大小。

(4) 大动脉管壁的弹性:大动脉管壁的弹性对缓冲正常动脉血压具有重要作用。40 岁以上的人,随着年龄增长,大动脉管壁的弹性逐渐降低,对血压的缓冲能力逐渐减弱,导致收缩压升高,舒张压降低,脉压增大。但由于老年人的小动脉也常伴不同程度硬化,以致外周阻力增大,因而舒张压也常常升高。

(5) 循环血量和血管容积:正常情况下,循环血量和血管容积相适应,以保持血管内

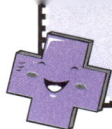

有足够的血液充盈,维持正常血压。急性大失血或严重脱水时,循环血量明显减少,则引起动脉血压急剧下降。此时应及时给病人输血、输液以补充循环血量,使血压回升。细菌毒素或药物过敏,可使全身小血管扩张,血管容积增大,血管内血液充盈度降低,导致血压急剧下降。对此类患者的急救措施是首先使用调整血管功能的药物,以减小血管容积,促使血压回升。

表 4-8 影响动脉血压的因素

影响因素		收缩压	舒张压	脉 压	备 注
搏出量	增多	明显升高	升高	增大	收缩压的高低主要反映搏出量
	减少	明显降低	降低	减小	的多少
心率	增快	升高	明显升高	减小	心率得快慢主要影响舒张压;心
	减慢	降低	明显降低	增大	率过快过慢,血压都将下降
外周阻力	增大	升高	明显升高	减小	舒张压的高低主要反映外周阻
	减小	降低	明显降低	增大	力大小
大动脉管壁的弹性	降低	升高	降低	增大	缓冲动脉血压的能力减弱
循环血量与血管容积的比例	增大	升高	升高	——	循环血量增加或血管容积减小
	减小	降低	降低	——	循环血量减少或血管容积增大

三、微循环

微循环是指微动脉与微静脉之间的血液循环。微循环的基本功能是实现血液和组织细胞之间的物质交换。

(一)微循环的组成

不同器官组织中,微循环的组成略有不同。典型的微循环由微动脉、后微动脉、毛细血管前括约肌、真毛细血管网、通血毛细血管、动-静脉吻合支和微静脉等7个部分组成(图4-9)。微动脉控制着整个微循环的血流量,起"总闸门"的作用。毛细血管前括约肌的舒缩决定真毛细血管网中的血液分配,起"分闸门"的作用。微静脉的舒缩可影响整个微循环血液的流出,起"后闸门"的作用。微动脉、后微动脉和毛细血管前括约肌三者都是微循环的"前阻力血管",微静脉是微循环的"后阻力血管"。这些血管在神经和体液因素的影响下,通过其舒缩活动调控微循环的血流。

(二)微循环的血流通路

微循环有三条血流通路。

1. 迂回通路 血液经微动脉、后微动脉、毛细血管前括约肌、真毛细血管网到微静脉。真毛细血管管壁薄,通透性大,迂回曲折,穿行于组织细胞间隙。血液在此通路迂回运行,流速缓慢,是血液与组织细胞物质交换的场所,故又称营养通路。此通路在安静状态下约20%轮流交替开放。

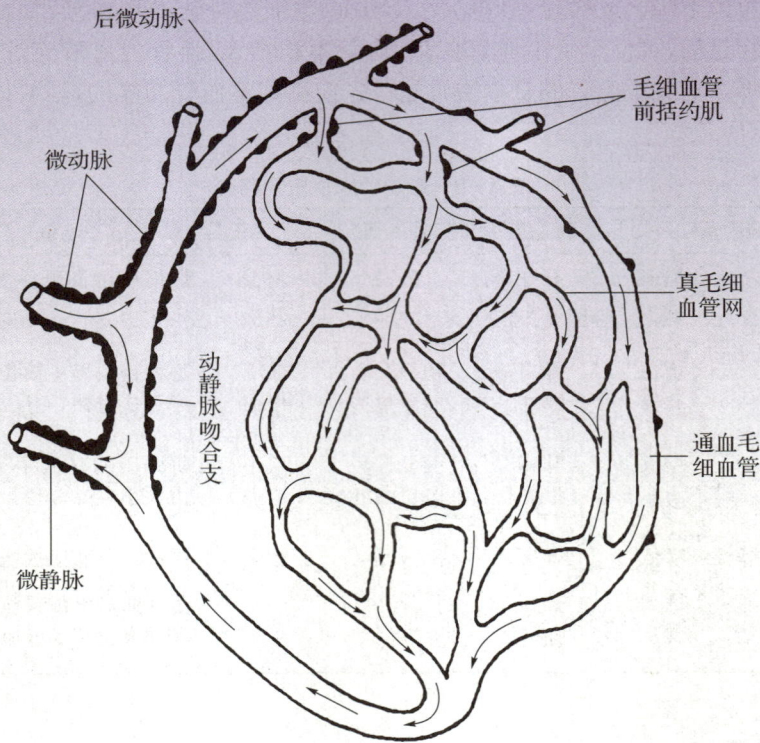

图 4-9　微循环模式图

标注文字：后微动脉、微动脉、动静脉吻合支、微静脉、毛细血管前括约肌、真毛细血管网、通血毛细血管

2. **直捷通路**　血液经微动脉、后微动脉、通血毛细血管到微静脉。直捷通路安静时经常处于开放状态,由于通血毛细血管管壁较厚且流速较快,故在物质交换方面意义不大。直捷通路的生理意义是使部分血液迅速通过微循环返回心脏,以保证心脏射血。

3. **动-静脉短路**　血液经微动脉、动-静脉吻合支到微静脉。血液经过此通路时,完全不进行物质交换。此通路多分布于皮肤及皮下组织,安静状态下一般无血流通过。当气温升高时,此通路开放增多使皮肤血流量增多而有利于散热。临床上感染性休克、中毒性休克或过敏性休克病人可引起动-静脉短路大量开放,使血液不能流经真毛细血管网,从而导致组织严重缺血、缺氧。

表 4-9　微循环的血流通路与功能

名　称	血流通路	血流特点	主要生理作用
迂回通路	微动脉→后微动脉→毛细血管前括约肌→真毛细血管网→微静脉	血流缓慢	物质交换
直捷通路	微动脉→后微动脉→通血毛细血管→微静脉	血流速较快	使血液快速回心
动-静脉短路	微动脉→动-静脉吻合支→微静脉	随温度变化	调节体温

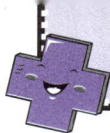

（三）组织液的生成和回流

1. 组织液的生成与回流的动力　毛细血管壁的选择性通透是组织液生成与回流的基础。组织液生成与回流的动力是有效滤过压。有效滤过压由毛细血管压、血浆胶体渗透压、组织胶体渗透压、组织液静水压四种力量共同形成（图4－10）。其中毛细血管血压、组织胶体渗透压是促进组织液生成的力量；血浆胶体渗透压和组织静水压是阻止组织液生成的力量。其计算公式如下：

图4－10　组织液生成与回流示意图（mmHg）

有效滤过压＝（毛细血管压＋组织胶体渗透压）－（血浆胶体渗透压＋组织液静水压）

两种力量相互作用，有效滤过压为正值时，组织液生成；有效滤过压为负值时，则组织液回流入血。

正常情况，毛细血管动脉端血压平均为 30 mmHg，毛细血管静脉端血压平均为 12 mmHg，血浆胶体渗透压约为 25 mmHg，组织胶体渗透压约 15 mmHg，组织液静水压约 10 mmHg。根据计算公式推算，在毛细血管动脉端，有效滤过压约为 10 mmHg（生成压），由于促进滤过的力量大于阻止滤过的力量，组织液生成。而在毛细血管静脉端，阻止滤过的力量大于促进滤过的力量，有效滤过压约为－8 mmHg（回流压），组织液回流入血。因此，组织液在动脉端生成，在静脉端回流。由于生成压大于回流压，剩余的组织液进入毛细淋巴管形成淋巴液，经淋巴循环返回血液。

2. 影响组织液生成与回流的因素　正常情况下，组织液的生成与回流保持动态平衡，从而维持体液的正常分布和组织细胞的正常功能。若某些因素使组织液的生成大于回流，则可造成组织水肿。影响组织液生成与回流的因素有：

（1）毛细血管血压：任何因素只要能使毛细血管血压升高均可促进组织液生成。例如炎症时微动脉扩张、各种原因引起的静脉回流受阻等均可使毛细血管血压升高，组织液生成增多，产生组织水肿。

（2）血浆胶体渗透压：正常情况下，血浆胶体渗透压无明显变化，但某些肾脏疾病可导致大量蛋白质随尿排出，严重肝脏疾病时血浆蛋白合成减少，严重营养不良时蛋白质摄入过少。以上情况均可因血浆蛋白的含量降低，使血浆胶体渗透压下降，组织液生成的有效滤过压升高，组织液生成过多，导致组织水肿。

（3）毛细血管壁通透性：正常时，毛细血管壁具有选择性通透作用，大分子蛋白质一般不能透过血管壁，但在烧伤、过敏反应等情况下，毛细血管壁的通透性明显增加，部分血浆蛋白透过血管壁进入组织间隙，导致血浆胶体渗透压降低和组织液胶体渗透压升高，使有效滤过压增大，故组织液生成增多，产生组织水肿。

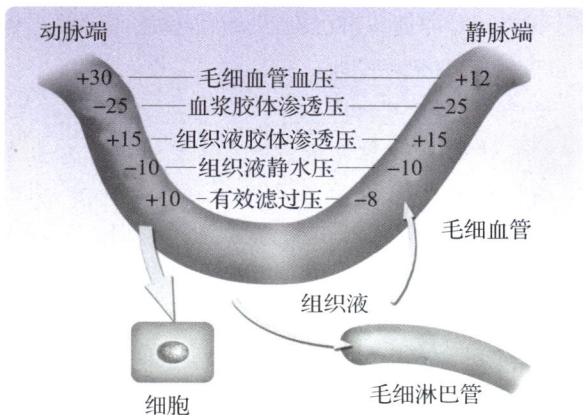

（4）淋巴回流：淋巴液的生成是调节组织液平衡的另一重要因素。丝虫病患者,可因丝虫阻塞淋巴管而造成淋巴液回流受阻,从而导致组织液在组织间隙中过多积聚,产生水肿。

◉ 水肿的原因

水肿是一种常见的体征,是组织液生成与回流之间的动态平衡受到破坏,导致液体在组织间隙潴留。常见的原因有:①心力衰竭:右心衰竭时,中心静脉压升高,静脉回流受阻,毛细血管血压升高,可引起全身水肿。②炎症反应:炎症可使局部小动脉、微动脉扩张,进入毛细血管的血量增加,而使毛细血管血压升高,引起局部水肿。③营养不良、严重肝肾疾病:长期营养不良、肝病使血浆蛋白合成减少、肾病使血浆蛋白丢失时,都可引起血浆胶体渗透压降低,有效滤过压增大,组织液生成增多造成水肿。④过敏反应:发生过敏反应时,局部组织释放组胺等,使毛细血管壁通透性增大,部分血浆蛋白渗出毛细血管,使病变部位组织液胶体渗透压升高而发生局部水肿。⑤肿瘤压迫、丝虫病:丝虫病患者由于淋巴管堵塞或肿瘤压迫使淋巴回流受阻,则受阻部位的远端会出现组织水肿。

四、静脉血压与血流

静脉血管是血液返回心脏的通道,其血管壁薄、易扩张,容量较大。人体循环血量的60%～70%存在于静脉系统中,静脉血管的活动能有效地调节回心血量和心输出量,以适应人体代谢的需要。

（一）静脉血压

当体循环血液经动脉各级分支和毛细血管到达小静脉时,血压降低到 15～20 mmHg(2.0～2.7 kPa),到达腔静脉时,血压 3～4 mmHg(0.4～0.5 kPa),而在右心房,血压已接近零。

1. 外周静脉压　各器官或肢体的静脉血压称为外周静脉压。

2. 中心静脉压　生理学中将右心房和胸腔内大静脉的血压称为中心静脉压。中心静脉压正常值为 4～12 cmH_2O(0.39～1.18 kPa)。中心静脉压的高低取决于心脏的射血能力和静脉回心血量之间的关系。如果心脏射血能力较强,能将经静脉回心的血液及时射入动脉,则中心静脉压可维持正常。若心脏射血能力减弱,血液将会在右心房和胸腔大静脉存留增多,使中心静脉压高于正常。另一方面,在心脏射血功能不变时,如果静脉回心血量增多,中心静脉压升高;反之,则中心静脉压降低。因此,中心静脉压的高低有助于判定心功能,并可作为临床控制补液量和补液速度的指标。

（二）影响静脉血流的因素

静脉回流量的多少取决于外周静脉压与中心静脉压之间的差值,凡能改变两者之间压力差的因素,均能影响静脉血流量。

1. 心肌收缩力　心肌收缩力增强时,心输出量增多,射血后心室内剩余血量减

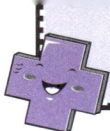

少,心室舒张期室内压降低,对心房和胸腔大静脉内血液的抽吸力增大,静脉回流速度加快,回心血量增多;相反,回心血量减少,大量血液滞留在静脉系统,产生静脉淤血征。例如,右心衰竭时,出现体循环淤血,表现为颈静脉怒张、肝肿大、下肢水肿等;左心衰竭时,出现肺淤血和肺水肿。

2. 重力和体位　由于静脉管壁薄,易扩张,所以静脉血压和血流受重力和体位的影响比较显著。平卧时,全身静脉与心脏基本处于同一水平,重力对静脉回心血量的影响不大。当人体由卧位或蹲位突然直立时,由于重力作用,心脏水平以下的静脉回流速度减慢,回心血量减少,从而使心脏搏出量减少,动脉血压下降,严重时可出现脑、视网膜短暂缺血,导致头晕,黑蒙,甚至昏厥等,称为体位性低血压。

3. 骨骼肌挤压作用　静脉血管有静脉瓣膜,因而静脉的血液只能向心脏方向回流,不能倒流。当下肢骨骼肌收缩时,挤压静脉血管,使静脉压升高,促进下肢静脉血的回流;骨骼肌舒张时,静脉压降低,又可促使毛细血管血液汇集到下肢静脉。但如果肌肉不能作节律性舒缩活动,而是在持续收缩时,则肌肉中的静脉持续受压,静脉回流反而减少。

4. 呼吸运动　吸气时,胸廓扩大、胸内负压增大,使胸腔内大静脉、右心房被动扩张,中心静脉压下降,可促进静脉血液回流入心;呼气时,胸腔负压值减小,静脉回心血量减少。

第三节　心血管活动的调节

在一定范围内,心血管的活动能随机体内外环境的变化作相应的调整,通过改变心率、心肌收缩力和阻力血管管径,而使脉血压保持相对稳定,使各器官的血流量能满足该器官当时状态下代谢的需要。这种适应性的变化,主要是通过神经和体液调节机制实现的。

一、神经调节

神经调节的基本方式是反射。心血管活动的神经调节也是通过各种心血管反射实现的。

(一)心血管中枢和心血管的神经支配及其作用

中枢神经系统内与心血管反射有关的神经细胞体集中的部位称为心血管中枢。心血管中枢的分布下至脊髓上到大脑皮质,各级中枢相互联系、相互配合,使心血管的活动协调进行。在延髓尾端切断延髓和脊髓的联系,血压不能维持,因此,延髓被认为是调节心血管活动的基本中枢。延髓心血管中枢接受一些传入冲动和体液因素刺激,能保持一定的紧张性活动,即不断地发放低频率的冲动,通过相应的传出纤维,调节心血管的活动。

1. 心迷走中枢和心迷走神经及其作用　心迷走中枢位于延髓,由此发出心迷走神经支配窦房结、心房肌、房室结、房室束及其分支，少数纤维支配心室肌。当心迷走中枢兴奋时，心迷走神经末梢释放乙酰胆碱，与心肌细胞膜上的 M 型胆碱能受体结合，使心率减慢，房室传导速率减慢，心房肌收缩力减弱，即心迷走神经可抑制心脏（表 4-10）。

2. 心交感中枢和心交感神经及其作用　心交感中枢主要位于延髓头端腹外侧部，由此发出心交感神经支配窦房结、房室结、房室束、心房肌和心室肌。当心交感中枢兴奋时，心交感神经末梢释放去甲肾上腺素，与心肌细胞膜的 β_1 肾上腺素能受体结合，结果引起心率加快，房室结传导加速，心房肌和心室肌收缩力增强，即心交感神经可兴奋心脏（表 4-10）。

表 4-10　心脏的神经支配

心脏的神经支配	递　质	受　体	作　用
心迷走神经	乙酰胆碱	M 受体	心率减慢，心肌收缩力减弱，房室传导减慢
心交感神经	去甲肾上腺素	β_1 受体	心率加快，心肌收缩力增强，房室传导加快

心迷走中枢和心交感中枢对心脏的调节作用相辅相成，共同调节心脏的活动。正常成年人在安静时，心迷走中枢的紧张性活动占优势，心脏的活动处于相对较弱的水平；而运动、劳动或情绪激动时，心交感中枢活动转而占优势，心脏的活动增强，以适应机体的需要。

3. 缩血管中枢和交感缩血管神经及其作用　缩血管中枢位于延髓腹外侧部，它发出下行纤维至胸腰段脊髓侧角的交感缩血管神经元，由此发出交感缩血管神经分布到全身血管。缩血管中枢有一定的紧张性，表现为交感缩血管神经末梢不断地释放少量去甲肾上腺素，与血管平滑肌细胞膜的 α 受体结合，引起血管轻度收缩。当缩血管中枢活动增强时，交感缩血管神经末梢释放的去甲肾上腺素增多，血管平滑肌收缩增强；反之，血管平滑肌舒张。

体内大部分血管仅受交感缩血管神经的单一支配，但在骨骼肌及少数器官的血管中，除有交感缩血管神经支配以外，还有舒血管神经纤维支配。

（二）心血管反射

1. 颈动脉窦和主动脉弓压力感受性反射　颈动脉窦和主动脉弓的血管壁外膜下有丰富的感觉神经末梢，能感受血管内的压力变化，称为压力感受器。当动脉血压突然升高时，可刺激压力感受器，兴奋经窦神经（加入到舌咽神经）和主动脉神经（加入到迷走神经）传入延髓，使心迷走中枢活动增强，心迷走神经兴奋；心交感中枢和缩血管中枢活动减弱，心交感神经和缩血管神经抑制，导致心率减慢，心肌收缩力减弱，心输出量减少；血管舒张，外周阻力降低，故动脉血压下降。由于这一反射过程可使升高的血压下降，故称为降压反射（图 4-11）。反之，当动脉血压突然降低时，压力感受器抑制，窦神经和主动脉神经传入冲动减少，则出现相反的变化，使血压回升。因此降压反射是一种典型的负反馈调节机制。当循环血量、心排出量和外周阻力等发生突然变化，造成动脉血压大幅度波动时，通过这一调节过程，可以有效缓冲动脉血压的变化，对维持动脉血压的相对稳定，以保证各器官的正常供血，具有特别重要的生理意义。

2. 颈动脉体和主动脉体化学感受性反射　在颈内动脉与颈外动脉分叉处的

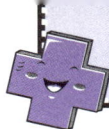

后方和主动脉弓下方分别存在着颈动脉体和主动脉体,称为化学感受器。当动脉血液中化学成分变化,如氧分压降低,二氧化碳分压升高和 H^+ 浓度升高时,可刺激化学感受器,兴奋经窦神经和主动脉神经传入延髓的缩血管中枢,使内脏和骨骼肌血管收缩,外周阻力增大,血压升高。通常情况下,化学感受性反射主要参与呼吸运动的调节(详见第五章),对心血管的活动调节作用较小;只有在低氧、窒息、大失血和酸中毒等紧急状态下,三种化学成分大幅度变化时,才参与心血管活动的调节。

另外,身体还有一些部位的传入冲动,能通过神经联系影响

图 4 - 11　颈动脉窦和主动脉弓的压力感受器和化学感受器

心血管中枢而改变心血管的活动。如运动时肌肉、关节等处的本体感受器所产生的传入冲动,可引起心跳加快、血管收缩、血压升高。压迫眼球、刺激呼吸道、叩击腹部、牵拉胃肠和挤压睾丸,均可引起心率减慢、血压下降。因此在这些部位进行外科手术时,应谨慎细心地操作。临床上可利用压迫眼球这种眼心反射机制来控制阵发性室上性心动过速。

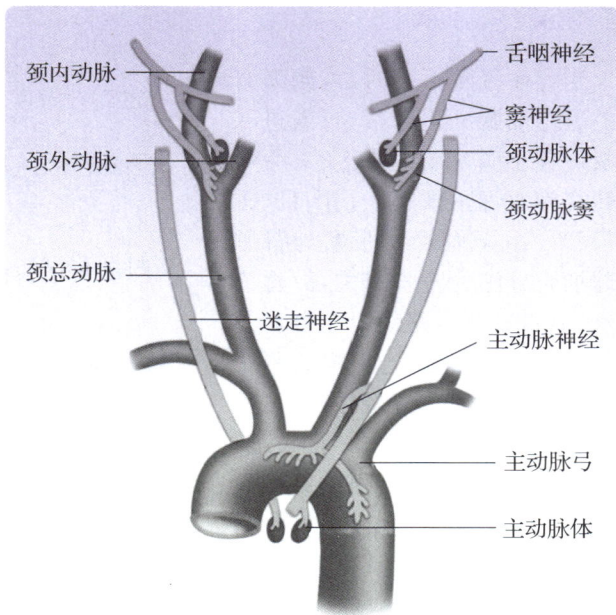

二、体液调节

除神经调节外,许多体液因素对心血管活动也起着重要的调节作用。它们有些是内分泌细胞分泌的具有生物活性的激素,通过体液运输后广泛作用于心血管系统。另一些化学物质主要作用于局部血管平滑肌,对局部组织血流量起调节作用。

(一)肾上腺素和去甲肾上腺素

血液中的肾上腺素和去甲肾上腺素主要是肾上腺髓质分泌的,它们对心血管的作用既有共性又有特殊性。肾上腺素主要使心率加快,心肌兴奋传导加速,心肌收缩力增强,心输出量增加,故临床上将肾上腺素作为强心药使用;肾上腺素还可以使皮肤、肾脏和胃肠血管收缩,骨骼肌、肝脏和冠状血管舒张,所以总外周阻力变化不大。去甲肾上腺素对心脏的兴奋作用比肾上腺素弱,对体内大多数血管(除冠状血管)有强烈的收缩作用,使外周阻力增大,动脉血压急剧升高。故在临床上将去甲肾上腺素作为升压药。但由于去甲肾上腺素使小动脉强烈收缩,有可能使组织缺血缺氧,故使用时必须注意。

（二）血管紧张素

当肾血流量不足时,可刺激肾脏的近球细胞分泌肾素,肾素进入血液后使血浆中血管紧张素原相继转变为血管紧张素Ⅰ、Ⅱ、Ⅲ(图4-12)。由于血管紧张素与肾脏近球细胞分泌的肾素有关,故称为肾素-血管紧张素系统。三种血管紧张素均可收缩血管,但血管紧张素Ⅱ收缩血管的作用最强,它可使全身小动脉、微动脉平滑肌收缩,外周阻力增大,具有很强的升压效应。在正常情况下,血液中血管紧张素Ⅱ的浓度较低,但在大失血、严重脱水等循环血量显著减少导

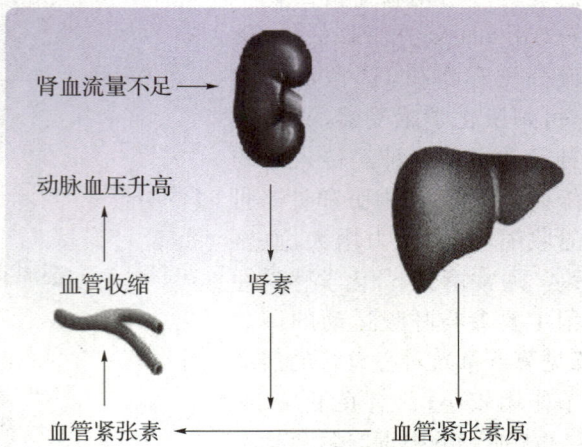

图4-12　肾素-血管紧张素系统示意图

致动脉血压下降时,肾脏近球细胞的肾素分泌增多,可促使血管紧张素大量生成,使血压回升。若肾血流量长期减少,引起血管紧张素系统活动增强,导致血压长期升高,称为肾性高血压。

（三）血管升压素（VP）

血管升压素又称抗利尿激素(ADH),是下丘脑视上核和室旁核神经细胞合成的,沿下丘脑垂体束的轴浆流动贮存于神经垂体,并经常少量地释放入血。ADH主要促进远曲小管和集合管对水的重吸收,产生抗利尿效应。血管升压素释放增多时,在发挥抗利尿作用的同时也作用于血管平滑肌,引起血管收缩。

原发性高血压及其预防

近年来,原发性高血压发病率增高,主要与社会心理和饮食两方面因素相关。社会因素使人们长期心理紧张,交感-肾上腺髓质系统活动增强,使小动脉收缩,导致外周阻力增加,动脉血压升高。高脂饮食可导致血液黏滞度增高,使血流阻力增大,动脉血压升高。对于原发性高血压的预防,在社会心理因素方面要注意心理调适,以减轻对心血管活动的影响;在饮食方面要合理膳食,减少脂肪摄入,以降低血液黏滞度,这些都是预防原发性高血压的有效措施。

（金少杰）

第五章 呼 吸

机体在新陈代谢的过程中,需要不断地从外界环境中摄取氧气(O_2)并排出二氧化碳(CO_2)。机体与外界环境之间的气体交换过程称为呼吸。呼吸由四个环节组成(图 5-1):①肺通气:肺与外界环境之间的气体交换。②肺换气:肺泡与肺毛细血管血液之间的气体交换。肺通气和肺换气合称为外呼吸。③气体在血液中的运输。④组织换气:血液与组织细胞之间的气体交换,又称内呼吸。

呼吸是维持机体生命活动的重要生理过程,其意义主要是供给组织细胞新陈代谢所必需的 O_2 并排出 CO_2,从而维持体内 O_2 和 CO_2 的相对稳定。

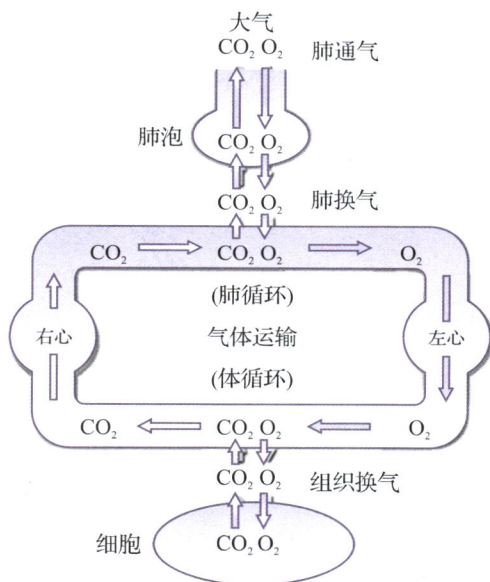

图 5-1 呼吸全过程示意图

第一节 肺通气

肺通气的动力克服肺通气的阻力才能实现肺通气。

一、肺通气的动力

呼吸运动是肺通气的原动力。呼吸运动所造成的肺内压与大气压间的压力差是肺通气的直接动力。

(一)呼吸运动

呼吸肌收缩和舒张引起的胸廓节律性扩大和缩小称为呼吸运动,包括吸气和呼气。

呼吸运动按其深度不同,分为平静呼吸和用力呼吸;按参与呼吸的主要呼吸肌的不同,分为胸式呼吸和腹式呼吸。

1. 平静呼吸和用力呼吸　人在安静状态下,平稳而均匀的呼吸称为平静呼吸。劳动或运动时,用力而加深的呼吸称为用力呼吸。

平静吸气时,肋间外肌收缩,牵动肋骨上提并略外展,胸骨也随着上移,使胸廓前后径和左右径都增大;同时,膈肌收缩,膈顶下降,使胸廓上下径增大(图5-2)。胸廓的扩大使肺被动扩张,肺容积增大,肺内压低于大气压,空气入肺。平静呼气时,膈肌和肋间外肌舒张,膈顶、肋骨和胸骨回位,胸廓和肺容积缩小,肺内压高于大气压,气体出肺。

平静呼吸的特点:吸气由吸气肌收缩产生,是主动过程;呼气时仅有吸气肌舒张,无呼气肌收缩,是被动过程。

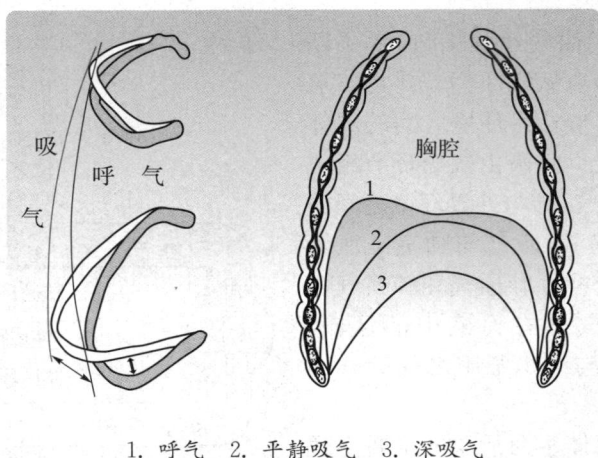

1. 呼气　2. 平静吸气　3. 深吸气
图5-2　呼吸时肋骨和膈肌位置变化示意图

用力呼吸时,除膈肌和肋间外肌参与外,还有辅助呼吸肌参与。用力吸气时,膈肌、肋间外肌以及胸锁乳突肌、胸大肌等收缩,胸廓进一步扩大,吸入的气量增多;用力呼气时,除膈肌和肋间外肌舒张外,肋间内肌和腹肌也收缩,使胸廓进一步缩小,呼气量增多。

用力呼吸的特点:呼和吸都有肌肉收缩,因此吸气与呼气都是主动过程。

2. 胸式呼吸和腹式呼吸　以肋间外肌舒缩为主,表现为胸部明显起伏的呼吸运动称为胸式呼吸;以膈肌舒缩为主,表现为腹部明显起伏的呼吸运动称为腹式呼吸。正常成年人呼吸时,肋间外肌和膈肌同时参与,呈混合式呼吸,只有在胸部或腹部活动受限时,才会出现某种单一的呼吸形式。例如妊娠晚期、腹腔有巨大肿块或严重腹水时,膈肌活动受限,主要表现为胸式呼吸;当胸腔有积水或胸膜炎症时,胸廓运动受限,则主要为腹式呼吸。

3. 人工呼吸　人工呼吸是指人为地改变肺内压与大气压之间的压力差,使患者被动呼吸,以获得氧气、排出二氧化碳,维持最基本的生命活动。人的大脑需要不断地供给氧气,如果中断供氧3~4分就会造成不可逆性损害。所以,在某些紧急情况下,如触电、溺水、脑血管和心血管意外,一旦发现心跳呼吸骤停,首要的抢救措施就是迅速进行人工呼吸和胸外心脏按压,以保持有效通气和血液循环,保证重要脏器的氧气供应。人工呼吸方法很多,最常用的是口对口人工呼吸。

生理学基础

SHENG LI XUE JI CHU

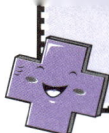

口对口人工呼吸法

1. 患者取仰卧位,颈后垫一软枕,使其头尽量后仰。

2. 患者口部放置一块双层纱布或手帕。

3. 救护者站在患者头部一侧,先深吸一口气,对着患者口部将气吹入,造成吸气。为防止空气从鼻孔漏出,可用将患者鼻孔捏住,在胸廓扩张后,即停止吹气,让病人胸廓自行回缩,呼出空气。

4. 吹气量以患者的胸廓稍微隆起为宜。成年人每次吹气量应大于800 ml,但不要超过1 200 ml。

5. 成年人每分钟进行14～16次,儿童每分钟20次左右。

6. 4～5次人工呼吸后,应检查颈动脉有无搏动。如果没有搏动,必须同时进行心脏按压。

4. 呼吸频率 每分钟呼吸运动的次数,称为呼吸频率。正常成人安静时的呼吸频率为12～18次/分;新生儿的呼吸比较快,可达40～50次/分,10岁左右接近成年人。情绪激动、运动、发热等情况可使呼吸加深、加快。一般情况下,呼吸与脉搏之比为1:(4～5)。

(二)胸内压

胸膜腔内的压力称为胸膜腔内压(图5-3),由于胸膜腔内压低于大气压,习惯上称为胸内负压。胸内负压主要取决于肺的回缩力。吸气时肺回缩力增大,胸内负压增大,呼气时肺回缩力减小,胸内负压减小,但一般情况下无论吸气还是呼气,胸内压都低于大气压。

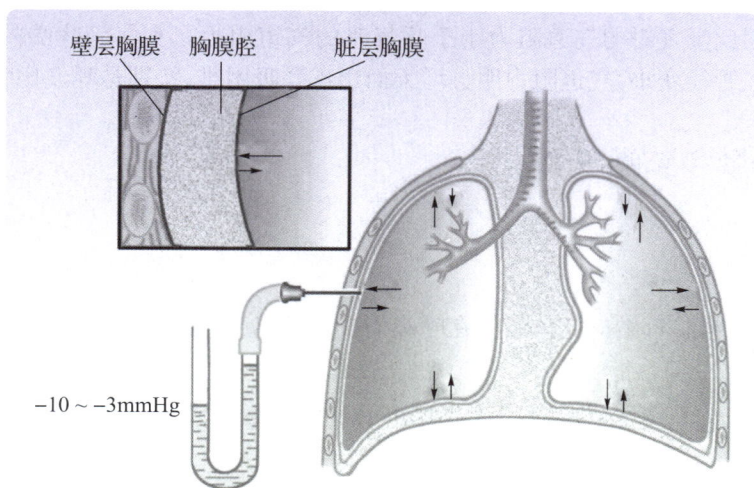

壁层胸膜　胸膜腔　脏层胸膜

−10～−3mmHg

图5-3 胸膜腔及其胸膜内压测定示意图

胸内负压的生理意义:①维持肺的扩张状态,保证肺通气的正常进行;②降低腔静脉、胸导管和右心房的压力,有利于静脉血和淋巴液的回流。

二、肺通气的阻力

肺通气的阻力有弹性阻力和非弹性阻力两种。平静呼吸时,弹性阻力约占总通气阻力的70%。

(一)弹性阻力

肺通气的弹性阻力包括肺的弹性阻力和胸廓的弹性阻力,以肺的弹性阻力为主。正常情况下,肺总是处于一定程度的被动扩张状态,故肺弹性阻力与吸气肌作用方向相反,而与呼气肌作用方向相同,因而是吸气的阻力、呼气的动力。

肺弹性阻力1/3来自肺泡壁弹性纤维的回缩力,2/3来自肺泡表面张力。肺泡表面张力是肺泡内液-气界面上使肺泡缩小的力,它是肺弹性阻力的主要来源。肺泡的液-气界面之间分布着单分子层的肺泡表面活性物质,由肺泡的Ⅱ型细胞合成,具有降低肺泡表面张力的作用,可使肺泡表面张力降低到原来的1/7~1/14。肺泡表面活性物质的这一作用使肺的弹性阻力减小,有利于肺扩张,同时降低表面张力对肺毛细血管中液体的吸引作用,防止肺水肿的发生。

(二)非弹性阻力

非弹性阻力主要是指呼吸道阻力,它是肺通气时气流通过呼吸道产生的摩擦阻力,也称气道阻力,占非弹性阻力的80%~90%。气道阻力增加是临床上通气障碍的最常见原因。

气道管径大小是影响气道阻力的重要因素。气道阻力与气道半径的4次方成反比,即气道管径变化一倍,气道阻力将变化16倍。正常呼吸周期中,吸气时的气道管径比呼气时稍大,因此吸气时的气道阻力小于呼气时的气道阻力。支气管哮喘的病人,支气管平滑肌痉挛,管径变小,气道阻力明显增大而出现呼吸困难,特别是呼气比吸气更困难。

三、肺容量和肺通气量

(一)肺容量

肺容量是指肺容纳的气体量。在呼吸周期中,肺容量随着进出肺的气体变化而变化(图5-4)。

1. 潮气量 每次呼吸时吸入或呼出的气体量称为潮气量。正常成人平静呼吸时为400~600 ml,平均500 ml。

2. 补吸气量和深吸气量 平静吸气末再尽力吸气,所能增加吸入的气体量称为补吸气量或吸气储备,正常成年人为1 500~2 000 ml。深吸气量是指从平静呼气末做最大吸气时所能吸入的气体量。它是潮气量与补吸气量之和。

3. 补呼气量 平静呼气末再尽力呼气,所能增加的呼出气体量称为补呼气量或呼气储备。正常成年人900~1 200 ml。

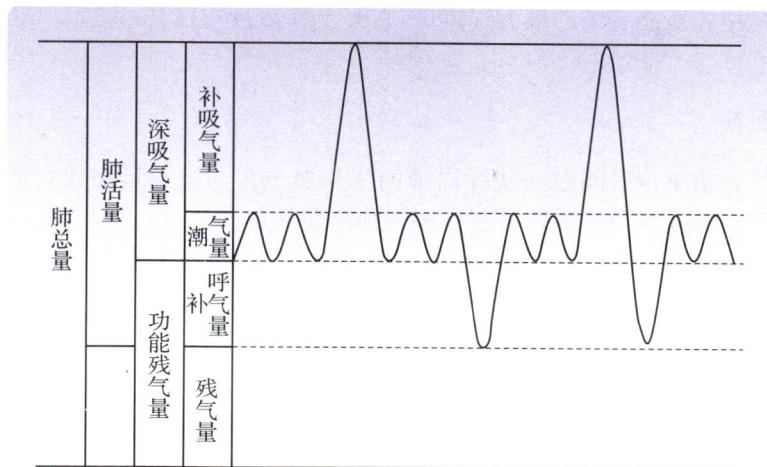

图 5－4　肺容量及其组成示意图

4. **残气量和功能残气量**　最大呼气末仍存留于肺内不能再呼出的气体量称为残气量,正常成年人为 1 000～1 500 ml。平静呼气末存留于肺内的气体量称为功能残气量,正常成年人 2 500 ml,它是残气量与补呼气量之和。

5. **肺活量和用力呼气量**　在最大吸气之后做最大呼气,所能呼出的最大气体量称为肺活量。它是潮气量、补吸气量和补呼气量之和。正常成年人男性约为 3 500 ml,女性约为 2 500 ml。肺活量有较大的个体差异,与年龄、性别、身高等有关,一般测定值低于正常值的 80％ 为异常。肺活量反映肺一次通气的最大能力,在一定程度上可作为肺通气功能的指标,但由于肺活量测定不限制呼气时间,因此,它是一种静态指标。一些肺通气功能障碍的患者,可以通过延长呼气时间,使测得的肺活量与正常值相差不大。因此,肺活量作为反映肺功能的指标有一定的缺陷。

用力呼气量也称时间肺活量,是指一次最大吸气后,再以最快的速度尽力呼气,第 1、2、3 秒末呼出的气体量占肺活量的百分数。正常成年人第 1、2、3 秒末的时间肺活量,分别为其肺活量的 83％、96％、99％。正常成年人在头 3 秒内基本上可呼出全部的肺活量,其中第 1 秒末的时间肺活量意义最大,低于 60％ 为不正常。时间肺活量是一种动态指标,它不仅反映肺活量的大小,而且因为限制了呼气时间,所以还能反映呼吸阻力的变化,是评价肺通气功能的较理想指标。

🔘 如何提高肺活量

提高肺活量最好进行有氧运动。

有氧运动首推跑步。时间最好安排在早晨,每次最好连续 30 分钟左右,速度可以根据自己的身体素质灵活控制,但心率不要超过 180 次/分,不要低于 120 次/分。

其次,跳绳也是非常好的有氧运动,

每天跳绳 30 分钟,对改善心肺功能和提高协调能力很有效,效果也不亚于跑步。

教学楼的楼道干净且通风,爬楼梯也是一种好的运动方式。

要提高肺功能,只要坚持锻炼,2～3 个月就能见到成效。

肺总量是指肺所能容纳的最大气体量,它等于肺活量与残气量之和。正常成年人男性约为 5 000 ml,女性约为 3 500 ml。

(二)肺通气量

肺通气量是指单位时间吸入或呼出肺的气体总量。与肺容量相比它能更好地反映肺的通气功能。肺通气量分为每分通气量和肺泡通气量。

1. 每分通气量 是指每分钟吸入或呼出肺的气体总量,它等于潮气量与呼吸频率的乘积。正常成年人安静时每分通气量为 6~9 L/分。劳动或剧烈运动时,每分通气量增大,可达 70 L/分以上。

以最快速度和尽可能深的幅度进行呼吸时的每分通气量称为最大通气量。它代表单位时间内充分发挥全部通气能力所能达到的通气量,全面反映了肺活量、胸廓和肺组织的机能状况以及呼吸道的通畅情况,是评价一个人能否进行高强度运动的生理指标。测定时,一般只测 15 秒,将所测数值乘以 4,即可换算成每分最大通气量。健康成年人一般可达 70~120 L/分。将最大通气量与平静呼吸时的每分通气量进行比较,可以了解肺通气功能的贮备能力,如果最大通气量明显减小,则说明不能胜任强度较大的运动或劳动。

2. 肺泡通气量 指每分钟吸入肺泡的新鲜空气量。鼻腔与终末细支气管之间的呼吸道是气体进出肺的通道,该通道没有气体交换的功能,这部分呼吸道称解剖无效腔,容量约为 150 ml。由于解剖无效腔的存在,每次吸入的新鲜空气不能全部进入肺泡,因此,从气体交换的角度考虑,真正有效的通气量是肺泡通气量。

$$肺泡通气量＝(潮气量－无效腔气量)×呼吸频率$$

正常成年人安静时肺泡通气量约为 4 200 ml/分,相当于每分通气量的 70％左右。当潮气量与呼吸频率发生改变时,由于无效腔的存在,每分通气量与肺泡通气量并不是同比变化的,如潮气量减半、呼吸频率增加一倍,每分通气量不变,肺泡通气量却明显减少(表 5-1)。所以,就气体交换的效率而言,在一定范围内,深慢呼吸比浅快呼吸的效率高。

表 5-1 不同呼吸频率和潮气量时的肺通气量和肺泡通气量

呼吸形式	潮气量(ml)	呼吸频率(次/分)	肺通气量(ml/分)	肺泡通气量(ml/分)
平静呼吸	500	12	6 000	4 200
浅快呼吸	250	24	6 000	2 400
深慢呼吸	1 000	6	6 000	5 100

第二节　气体交换

　　气体交换包括肺换气和组织换气。气体交换的方式是单纯扩散,气体交换的方向是从分压高处向分压低处扩散,气体交换的动力是膜两侧各气体的分压差。CO_2 的扩散速度比 O_2 扩散速度大约快 2 倍,所以肺换气障碍时,缺 O_2 往往比 CO_2 积聚多见。

　　正常情况下,肺泡、静脉血、动脉血、组织各处的 O_2 和 CO_2 分压见表 5-2。

表 5-2　肺泡、血液和组织中 O_2 和 CO_2 的分压(mmHg)

	肺泡气	静脉血	动脉血	组织液
PO_2	104	40	100	30
PCO_2	40	46	40	50

一、肺换气

　　在肺循环中,当来自肺动脉的静脉血流经肺毛细血管时,静脉血中的 O_2 分压(40 mmHg)低于肺泡气中的 O_2 分压(104 mmHg),而静脉血中的 CO_2 分压(46 mmHg)则高于肺泡气中的 CO_2 分压(40 mmHg),在各气体分压差的作用下,O_2 从肺泡向血液扩散,CO_2 则从血液向肺泡扩散,使静脉血变成动脉血。

二、组织换气

　　在组织中,由于细胞的有氧代谢不断消耗 O_2 并产生 CO_2,所以组织中的 O_2 分压(30 mmHg)低于动脉血的 O_2 分压(100 mmHg),而组织中的 CO_2 分压(50 mmHg 以上)则高于动脉血的 CO_2 分压(40 mmHg)。当动脉血流经毛细血管时,O_2 便顺着分压差从血液向组织细胞扩散,CO_2 则由组织细胞向血液扩散,完成组织换气,使动脉血变成静脉血(图 5-5)。

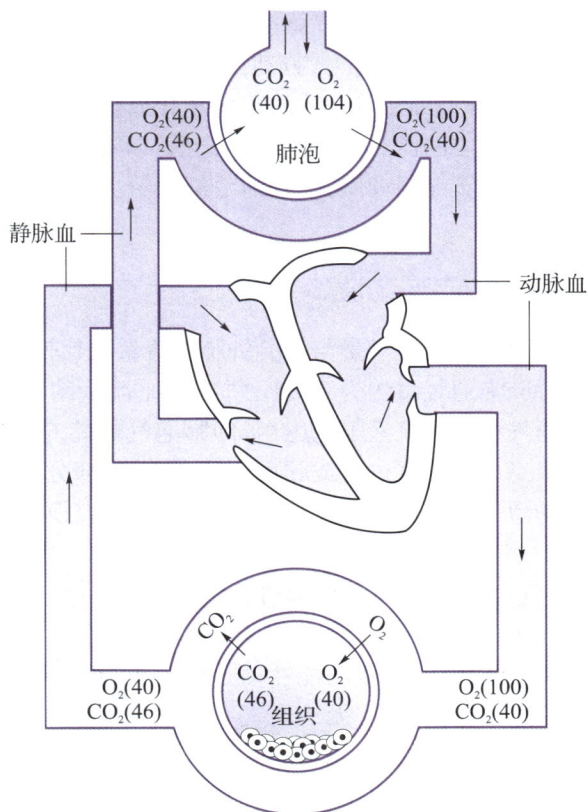

5-5　肺换气和组织换气示意图(mmHg)

三、影响肺换气的因素

(一)呼吸膜的厚度和扩散面积

肺泡与肺毛细血管之间进行气体交换的结构,称为呼吸膜(图5-6)。其平均厚度为 $0.6~\mu m$,有的部位只有 $0.2~\mu m$,通透性极好,气体很容易透过呼吸膜而扩散。气体扩散速度与呼吸膜的厚度呈反变关系,与呼吸膜的扩散面积呈正变关系。正常情况下,O_2 和 CO_2 在血液和肺泡间的扩散极为迅速,不到 0.3 秒即可到达平衡。若呼吸膜厚度增加,如肺纤维化、肺水肿等病理情况,都会降低扩散速度,影响气体扩散量。

平静呼吸时,可供气体交换的呼吸膜面积约 $40~m^2$。劳动或

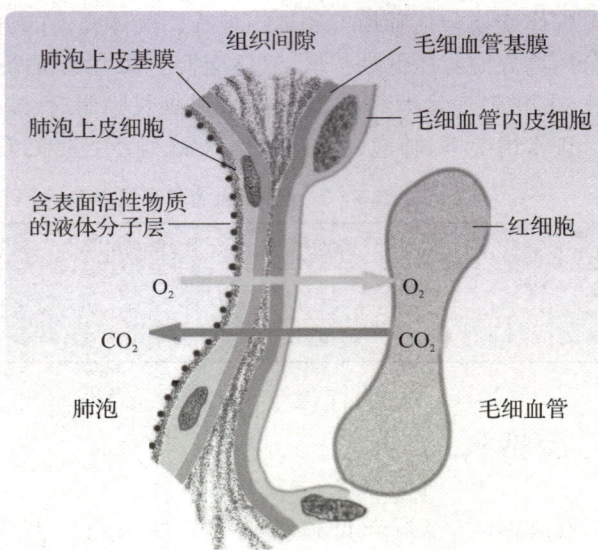

图 5-6 呼吸膜结构示意图

运动时,因肺毛细血管开放的数量和开放的程度增加,扩散面积可增大到 $70~m^2$,保证了肺泡与血液之间能迅速进行气体交换,以适应机体活动的需要。肺气肿使肺泡融合、肺不张使肺泡萎缩、肺叶切除或肺毛细血管关闭和阻塞,都可使呼吸膜面积减小而影响肺换气。

(二)通气/血流比值(V/Q)

每分钟肺泡通气量与每分钟肺血流量的比值称为通气/血流比值。正常成年人安静时每分肺泡通气量约为 $4.2~L$,每分肺血流量约为 $5~L$,通气/血流比值为 0.84。此比值表示通气量与血流量配比适当,即肺泡气体能充分地与血液进行气体交换,气体交换的效率最高。肺通气过度或肺血流量减少(如部分肺血管栓塞),通气/血流比值增大,将使部分肺泡气体不能与血液进行充分地气体交换,形成肺泡无效腔;肺通气不足(如肺不张、支气管痉挛等),但血流量不变,通气/血流比值减小,部分血液流经通气不良的肺泡,得不到充分地气体交换,形成功能性动-静脉短路(图5-7)。无论通气/血流比值增大或减小,肺换气的效率都下降,导致机体缺 O_2 和 CO_2 滞留,其中主要是缺 O_2。

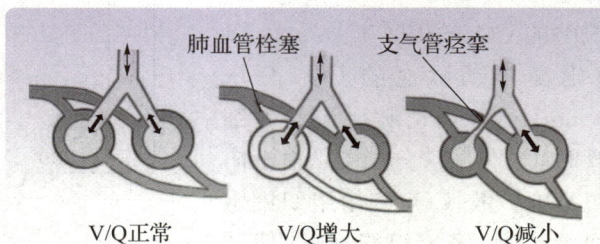

图 5-7 通气血流比值及其变化示意图

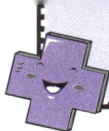

第三节 气体在血液中的运输

O_2 和 CO_2 在血液中的运输形式有物理溶解和化学结合两种,化学结合是气体运输的主要形式。物理溶解的量较少,但很重要。气体必须先溶解于血浆,才能化学结合。气体释放时也必须先从化学结合状态变为物理溶解状态。因此,物理溶解是化学结合的先决条件。

一、氧的运输

1. 物理溶解 O_2 在血液中溶解的量很少,仅占血液 O_2 总运输量的 1.5%。

2. 化学结合 O_2 与红细胞内血红蛋白(Hb)分子上的 Fe^{2+} 结合,形成氧合血红蛋白(HbO_2)。化学结合占 O_2 总运输量的 98.5%。

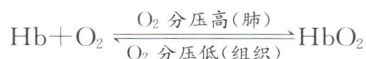

$$Hb+O_2 \xrightleftharpoons[\text{O}_2 \text{分压低(组织)}]{\text{O}_2 \text{分压高(肺)}} HbO_2$$

O_2 与血红蛋白分子上 Fe^{2+} 的结合反应快、可逆、不需酶的催化。整个反应过程没有电子转移,Fe^{2+} 与 O_2 结合后仍是二价铁,所以不同于氧化反应。O_2 既能与血红蛋白迅速结合,也能与血红蛋白迅速解离,结合或是解离取决于血液中 O_2 分压的高低。当血液流经 O_2 分压高的肺部时,O_2 与 Hb 迅速结合形成生成氧合血红蛋白;血液流经 O_2 分压低的组织时,氧合血红蛋白又迅速解离释放出 O_2,成为还原血红蛋白(去氧血红蛋白)。

氧合血红蛋白呈鲜红色,去氧血红蛋白呈紫蓝色。动脉血含氧合血红蛋白较多,故呈鲜红色;静脉血含去氧血红蛋白较多,故呈暗紫色。当血液中去氧血红蛋白含量超过 50 g/L 时,在毛细血管丰富的浅表部位如口唇、甲床、皮肤或黏膜就会出现浅蓝色,这种现象称为发绀。紫绀一般是人体缺 O_2 的标志,但有的缺氧并不表现发绀,如严重贫血的病人,虽有缺氧,但其血红蛋白总量低,血液中去氧血红蛋白达不到 50 g/L,所以不出现发绀。此外,CO 中毒(煤气中毒)时,CO 与血红蛋白结合生成一氧化碳血红蛋白(氧合血红蛋白),呈樱桃色。由于 CO 与血红蛋白结合能力是 O_2 的 210 倍,当人吸入 CO 时,血红蛋白与 CO 结合形成一氧化碳血红蛋白且不易解离,而血红蛋白与 CO 结合后就丧失了与 O_2 的结合能力,从而造成机体缺 O_2,这便是煤气中毒的机制。此时,患者虽然严重缺氧,但因去氧血红蛋白并未增多,患者并不出现发绀,相反在口唇黏膜出现一氧化碳血红蛋白特有的樱桃红色。发生 CO 中毒时,应立即离开 CO 环境,给予患者足够的 O_2,改善缺 O_2 状态。

高压氧舱

高压氧舱是一密闭耐压的舱室。通过向舱内输入高压氧或高压空气,使舱内形成一个高压环境,病人在舱内吸氧治疗,向缺氧机体提供有效、充足的氧,增加组织中的氧含量。高压氧治疗必须经过加压、稳压吸氧、减压三个阶段。

由于氧易燃,故病人进舱治疗需要更换纯棉质外衣,严禁带火柴、打火机、香烟、手表、钢笔等物入舱,工作人员可与病人对话联络,还可通过窗(孔)观察反应。高压氧舱除可治疗一氧化碳及其他有害气体中毒外,也可对老年人进行保健治疗,改善心脑功能。

二、二氧化碳的运输

1. 物理溶解 以物理溶解形式运输的 CO_2 约占 CO_2 总运输量的 5%。

2. 化学结合 以化学结合形式运输的 CO_2 约占总运输量的 95%,CO_2 的化学结合有两种方式:

(1) 碳酸氢盐:约占 CO_2 总运输量的 88%。组织细胞代谢产生的 CO_2 扩散入血后,大部分进入红细胞,在碳酸酐酶的催化作用下,CO_2 与 H_2O 结合生成碳酸(H_2CO_3),此反应迅速可逆,不到 1 秒即可使反应达到平衡。生成的 H_2CO_3 又迅速解离成 H^+ 和 HCO_3^-。H^+ 和血红蛋白结合而被缓冲,HCO_3^- 除小部分与红细胞内的 K^+ 结合生成 $KHCO_3$ 外,大部分 HCO_3^- 扩散出红细胞,与血浆中的 Na^+ 结合生成 $NaHCO_3$ 而运输,使血液运输 CO_2 的能力大大加强(图 5-8)。

当静脉血流经肺部时,由于肺泡内 CO_2 的分压较低,上述反应则按相反方向进行,CO_2 被释放排出。

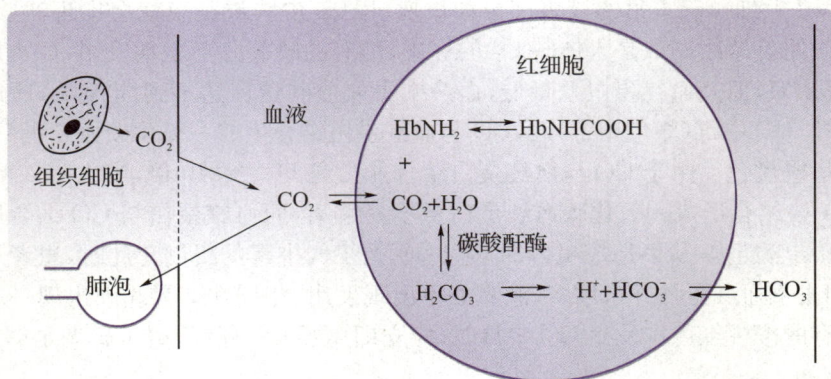

图 5-8 二氧化碳的运输示意图

(2) 氨基甲酸血红蛋白:约占 CO_2 总运输量的 7%。小部分进入红细胞内的 CO_2 还能直接与血红蛋白的氨基结合,生成氨基甲酸血红蛋白(HbNHCOOH),又称碳酸血红蛋白($HbCO_2$)。这一反应无需酶的参加,反应迅速、可逆。

60

$$Hb+CO_2 \underset{(肺)}{\overset{(组织)}{\rightleftharpoons}} HbNHCOOH$$

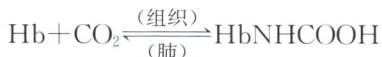

在组织中 CO_2 分压高,反应向右进行,生成较多的氨基甲酸血红蛋白;肺泡中 CO_2 分压低,反应向左进行,促使氨基甲酸血红蛋白解离,释放 CO_2。

第四节 呼吸运动的调节

呼吸运动具有两个明显的特点:一是有自律性;二是受意识控制。呼吸运动主要受神经调节。

一、呼吸中枢

呼吸中枢是指中枢神经系统内产生和调节呼吸运动的神经细胞群。它们分布在从大脑皮质到脊髓的各部位,正常的节律性呼吸运动有赖于各级呼吸中枢之间协调配合。

脊髓作为呼吸的初级中枢联系高位脑和呼吸肌。支配呼吸肌的运动神经元位于脊髓前角,由脊髓发出的膈神经和肋间神经分别支配膈肌和肋间肌。

延髓是产生呼吸节律的基本中枢,但仅靠延髓产生的呼吸节律并不规则,必须有脑桥的呼吸调整中枢加以调整,才能形成正常的呼吸节律。所以,基本呼吸节律产生于延髓,但正常呼吸节律的形成是延髓和脑桥呼吸中枢相互配合,共同作用的结果。

大脑皮质能够随意控制呼吸。人可以在一定限度内有意识地控制呼吸的频率和深度,如可做短时间的深快呼吸或屏气。日常生活中说话、唱歌等都是在大脑皮质控制和精细调节下完成的,说明大脑皮质是呼吸的高级中枢。

二、呼吸运动的反射性调节

呼吸中枢接受多种感受器的传入冲动,反射性地使呼吸的深度和频率发生改变,实现对呼吸运动的调节。调节呼吸运动的反射主要有肺牵张反射、化学感受性呼吸反射、防御性呼吸反射等。以下着重介绍化学感受性呼吸反射。

动脉血或脑脊液中 PCO_2 升高、PO_2 降低、H^+ 浓度升高时,均可刺激化学感受器,反射性地引起呼吸运动变化,称为化学感受性呼吸反射(图 5-9)。化学感受性呼吸反射是一种经常发挥作用的调节,其生理意义是通过调节肺通气量,维持内环境中 PCO_2、PO_2、H^+ 浓度的相对稳定。

1. 化学感受器 根据其所在部位不同,化学感受器可分为中枢化学感受器和外周化学感受器。

(1)中枢化学感受器:位于延髓呼吸中枢附近,对脑脊液和脑组织细胞外液中的 H^+ 敏感,通过一定的神经联系影响延髓呼吸中枢的活动。

(2)外周化学感受器:即颈动脉体和主动脉体,能感受血液中 PCO_2、PO_2 及 H^+ 浓度的变化。当动脉血中 PO_2 降低,PCO_2 或 H^+ 浓度升高时,外周化学感受器受到刺激而兴奋,冲动沿着窦神经和迷走神经传入延髓呼吸中枢,反射性地引起呼吸加深加快。

2. CO_2 对呼吸的调节 CO_2 是调节呼吸的最重要的生理性刺激,在呼吸调节中经常起作用。血液中一定浓度的 CO_2,是维持正常呼吸活动的必要条件。血中 CO_2 浓度在一定范围内升高,可以加强呼吸中枢的活动,但超过一定限度则有抑制或麻醉效应。例如人在有意识作深快呼吸后,由于过度通气导致 CO_2 排出过多,会出现呼吸暂停现象;相反,如短暂屏气

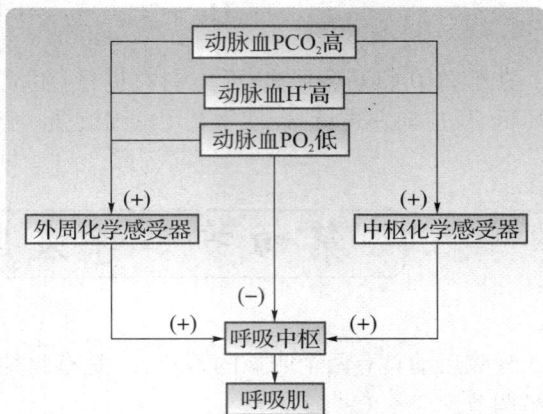

图 5−9 化学感受性反射示意图

后,血中 CO_2 浓度稍有升高时,即可引起呼吸加强。实验发现,当吸入气体中 CO_2 含量超过 7% 时,血液中 CO_2 浓度明显升高,可出现头昏、头痛等症状;若超过 15%,呼吸反而被抑制,并对中枢神经系统产生毒性作用,出现意识丧失、昏迷,进而呼吸中枢麻痹、呼吸停止。

CO_2 通过刺激中枢化学感受器和外周化学感受器两条途径兴奋呼吸中枢,但以兴奋中枢化学感受器为主。机体活动增强时,CO_2 生成增多,CO_2 迅速透过血脑屏障进入脑脊液,在碳酸酐酶的作用下与 H_2O 结合生成 H_2CO_3,随即解离出 H^+ 刺激中枢化学感受器,兴奋延髓呼吸中枢,引起呼吸加强,以适应此时代谢的需要。同理,CO_2 过少,呼吸运动会减弱甚至停止(所以临床上在给病人吸 O_2 时,需要混入一定比例的 CO_2)。正是 CO_2 的这种作用,机体才能精确地将呼吸调节到所需水平。

3. 低 O_2 对呼吸的调节 低 O_2 对呼吸的影响有两条途径:一是刺激外周化学感受器,对呼吸产生兴奋作用;二是直接作用于呼吸中枢,对呼吸中枢产生抑制作用。实验发现,低 O_2 对呼吸的兴奋作用完全是通过外周化学感受器来实现,切断动物外周化学感受器的传入神经后,低 O_2 对呼吸的兴奋作用完全消失,呼吸反而被抑制。

不同程度的低 O_2 对呼吸的影响不同,轻度低 O_2 时,来自外周化学感受器对呼吸中枢的兴奋作用占优势,可以对抗低 O_2 对呼吸中枢的直接抑制作用使呼吸加强;严重低 O_2 时,对呼吸中枢的直接抑制作用增强,外周化学感受器对呼吸中枢的兴奋作用不能抵消低 O_2 对呼吸中枢的直接抑制作用,导致呼吸抑制。

4. H^+ 对呼吸的调节 血中 H^+ 浓度升高时,呼吸加深加快,肺通气量增加;反之呼吸变浅变慢,肺通气量减少。血中 H^+ 浓度升高有兴奋呼吸的作用。H^+ 对呼吸调节的途径与 CO_2 的相似,也是通过外周化学感受器和中枢化学感受器两条途径实现的,但由于血液中的 H^+ 不易透过血脑屏障,限制了它对中枢化学感受器的作用,因此,H^+ 对呼吸的影响主要通过外周化学感受器而发挥作用。

(董克江)

第六章 消化与吸收

机体维持正常的生命活动,不仅需要从外界环境中摄取氧气,还必须摄取各种营养物质。人体所需的营养物质包括糖类、脂肪、蛋白质、水、无机盐和维生素六大类。水、无机盐和大部分维生素可以直接被人体吸收利用,而糖类、脂肪、蛋白质属于大分子物质,必须在消化道内转变为小分子物质后才能被机体吸收。食物在消化道内被加工分解成小分子物质的过程称为消化。小分子物质透过消化道黏膜进入血液和淋巴的过程,称为吸收。

食物的消化方式有两种,一种是通过消化道肌肉的活动,将食物磨碎,即食物只发生物理变化,这种方式称机械性消化。另一种是通过消化液中各种消化酶的作用,将食物中的大分子物质分解为可吸收的小分子物质,这种消化方式称化学性消化。两种消化同时进行,互相配合。不能被消化和吸收的食物残渣,最后以粪便的形式排出体外。

第一节 消 化

一、口腔内消化

消化过程从口腔开始。食物在口腔内停留的时间很短。主要经咀嚼被磨碎。同时,唾液中的消化酶对食物有一定的化学性消化作用。

1. 唾液　唾液是腮腺、颌下腺、舌下腺和小唾腺分泌液的混合液,正常成人每日分泌量 $1.0\sim1.5$ L。唾液为无色无味近于中性(pH$6.6\sim7.1$)的消化液。唾液中除大量的水以外,主要成分有黏蛋白、唾液淀粉酶、溶菌酶以及血型物质等。

唾液的主要作用是:①湿润口腔和溶解食物;②清洁和保护口腔;③溶菌酶等具有杀菌或抑菌作用;④唾液淀粉酶可使食物中的部分淀粉分解成麦芽糖。唾液淀粉酶发挥作用的最适 pH 为 7.0。

2. 咀嚼和吞咽　咀嚼是由咀嚼肌群协调而有序地收缩所完成的复杂的反射性动作。咀嚼的主要作用是磨碎、混合和润滑食物,使之易吞咽。咀嚼是最重要的机械消化过程。

二、胃内消化

胃是消化道中最膨大的部分。成人胃的容量一般为 $1\sim2$ L,胃的主要功能是暂时贮存并初步消化食物。食物在胃内经过机械性消化和化学性消化,与胃液充分混合形成食糜并逐步地将食糜排入十二指肠。

1. **胃液的成分和作用** 胃液是由胃腺分泌的无色、透明、酸性的液体,pH 值为 $0.9\sim1.5$。正常成人每日的分泌量为 $1.5\sim2.5$ L。胃液中除大量水分外,主要成分有盐酸、胃蛋白酶原、黏液和内因子等。

(1) 盐酸:胃液中的盐酸也称胃酸,由胃腺壁细胞所分泌。其主要生理作用有:①激活胃蛋白酶原,使之转变为有活性的胃蛋白酶,并为胃蛋白酶提供适宜的酸性环境;②使食物中的蛋白变性,易于分解;③杀死胃内的细菌;④促进铁和钙的吸收;⑤促进胰液、胆汁和小肠液的分泌。因此,盐酸分泌不足会影响消化,引起腹胀、腹泻等消化不良症状。但如果分泌过多,则可能对胃和十二指肠产生侵蚀作用。

(2) 胃蛋白酶原:胃蛋白酶原主要由胃腺主细胞所分泌。在盐酸的作用下无活性的胃蛋白酶原转变为有活性的胃蛋白酶。胃蛋白酶将食物中的蛋白质分解为脉、胨以及少量的多肽和氨基酸。胃蛋白酶只有在酸性较强的环境中才能发挥作用,其最适 pH 为 $2.0\sim3.5$。随着 pH 的升高,胃蛋白酶的活性降低,当 pH 升至 6 以上时,胃蛋白酶发生不可逆的变性。

(3) 黏液:黏液是由黏液细胞分泌的,覆盖在胃黏膜的表面,形成一个约 $500~\mu m$ 厚的凝胶层。黏液层具有润滑作用,可减少粗糙的食物对胃黏膜的机械性损伤。由于黏液的黏稠度较高,H^+ 在黏液层内的扩散速度较慢,此外,胃腔内的 H^+ 向黏液深层弥散过程中,不断地与从黏液层下层的上皮细胞分泌并向黏液层扩散的碳酸氢盐(HCO_3^-)相遇,两种离子在黏液层内发生中和(图 $6-1$)。这不但避免了 H^+ 对胃黏膜的直接侵蚀,而且使胃蛋白酶原在该处不能激活,从而有效地防止胃液对胃黏膜本身的消化作用。这种由黏液和碳酸氢盐共同形成的抗损伤屏障,称为胃黏液屏障,也称黏液-碳酸氢盐屏障。

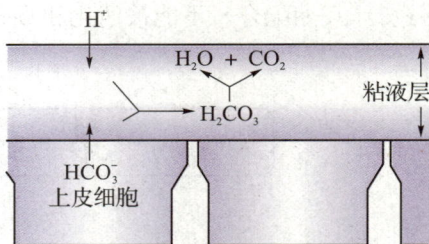

图 6-1 胃黏液屏障模式图

正常情况下,胃酸和胃蛋白酶不会消化胃黏膜本身,除了上述的黏液-碳酸氢盐屏障外,胃黏膜上皮细胞的顶端膜及相邻细胞之间存在的紧密连接构成的胃黏膜屏障也起重要作用,它们对 H^+ 相对不通透,可以防止胃腔内的 H^+ 进入黏膜层内。许多因素如乙醇、胆盐、阿司匹林类药物、肾上腺素以及幽门螺杆菌感染等,均可削弱或破坏胃黏膜屏障,胃黏膜因此易发生损伤,导致胃炎或溃疡。

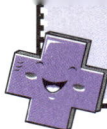

幽门螺杆菌(HP)与胃炎

幽门螺杆菌(Hp)是近年来认识的一种与胃炎、胃及十二指肠溃疡等疾病密切相关的微生物。

1983年澳大利亚学者Marshall和Warren从慢性胃炎患者的胃窦黏液层及上皮细胞中首次分离出Hp。此后众多学者对慢性胃炎患者进行了大量实验研究,在60%～90%的慢性胃炎患者的胃黏膜中培养出Hp,继而发现Hp的感染程度与胃黏膜炎症程度呈正相关关系。1986年世界胃肠病学会第八届会议上,提出了HP感染是慢性胃炎的重要病因之一。

近年来的综合研究证实:该菌的感染率与胃炎及十二指肠溃疡密切相关。Hp感染胃及十二指肠后,在正常黏膜上不断繁殖,逐渐侵害黏膜,使黏膜出现皱褶和肥厚;抑制胃液及十二指肠液的正常分泌,破坏了黏膜正常的防御功能,导致胃及十二指肠的病变。

(4)内因子:胃腺的壁细胞除分泌盐酸外,还分泌内因子。内因子能与食物中维生素B_{12}结合成复合物,保护其不受小肠中消化液的破坏,并可促进维生素B_{12}的吸收。

2. 胃的运动形式

(1)容受性舒张:咀嚼和吞咽时,食物对咽和食管等处感受器的刺激,可通过迷走神经反射性地引起胃底和胃体肌肉的舒张,使胃的容积增大,称为容受性舒张。容受性舒张使胃腔容量由空腹时的0.5 L,增加到1.0～2.0 L,使胃能在容纳大量食物的情况下,胃内压无显著变化,其生理意义是使胃更好地完成容纳食物的功能。

(2)蠕动:食物入胃后约5分钟,蠕动即开始。蠕动是从胃的中部开始,有节律地向幽门方向推进,每分钟3次左右。一个蠕动波大约1分钟左右到达幽门。其生理意义是磨碎食物,使食物与胃液充分混合形成糊状的食糜,并将食糜逐步推入十二指肠。一个蠕动波通常可将1～3 ml食糜送入十二指肠(图6-2)。

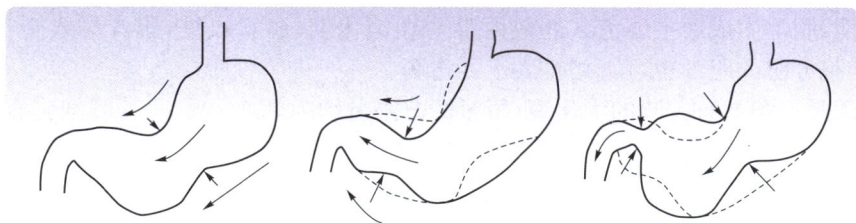

图6-2 胃的蠕动

(3)紧张性收缩:胃壁平滑肌经常处于一定程度的持续收缩状态,称为紧张性收缩。它的生理意义在于维持胃的正常形态和位置。

3. 胃的排空 食糜由胃排入十二指肠的过程称为胃排空。一般进食后5分钟左右就开始胃排空,胃的运动所引起的胃内压升高是胃排空的动力。排空速度与食物的物理性状和化学成分有关。一般来说,稀的、流体食物比稠的或固体食物排空快;颗粒小的食物比大块的食物排空快。在三大营养物质中,糖类的排空最快,蛋白质次之,脂肪类食物排空最慢。对于混合食物,由胃完全排空通常需要4～6小时。

三、小肠内消化

食糜由胃进入十二指肠后,即开始了小肠内的消化。小肠内消化是整个消化过程中最重要的阶段。在这里,食糜受到胰液、胆汁和小肠液的化学性消化以及小肠运动的机械性消化。经过消化的营养物质大部分在小肠被吸收。食物通过小肠后,消化、吸收过程基本完成。因此,小肠是消化和吸收的最重要部位。

1. **胰液的成分和作用** 胰腺是一个混合腺,兼有外分泌和内分泌两种功能。胰液是由胰腺的外分泌部分泌的无色的碱性液体,pH 为 7.8～8.4,成人每日分泌量为 1～2 L。其成分除了水外,主要含有碳酸氢盐、胰淀粉酶、胰脂肪酶、胰蛋白酶原和糜蛋白酶原等。碳酸氢盐由胰腺的小导管上皮细胞分泌,各种消化酶由腺泡细胞分泌。

(1)碳酸氢盐:其主要作用是中和进入十二指肠的盐酸,使肠黏膜免受强酸的侵蚀;同时也提供了小肠内多种消化酶活动的最适 pH 环境。

(2)胰淀粉酶:胰淀粉酶可分解淀粉酶为麦芽糖。

(3)胰脂肪酶:胰脂肪酶可分解甘油三酯为脂肪酸、甘油一酯和甘油。

(4)胰蛋白酶和糜蛋白酶:这两种酶都是以无活性的酶原形式存在于胰液中的。肠液中的肠致活酶可以激活胰蛋白酶原,使之变为具有活性的胰蛋白酶。此外,胰蛋白酶本身也能使胰蛋白酶原活化。糜蛋白酶原在胰蛋白酶作用下转化为有活性的糜蛋白酶。胰蛋白酶和糜蛋白酶的作用很相似,都能分解蛋白质为胨、脲和少量多肽。但当两者共同作用于蛋白质时,则可将蛋白质分解为多肽和氨基酸。

由于胰液中存在着消化糖类、脂肪和蛋白质三大营养物质的消化酶,因此是所有消化液中消化酶种类最全面、消化力最强的消化液。临床和实验均证明,当胰液分泌障碍时,即使其他消化腺的分泌都正常,食物中三大营养物质的消化吸收以及脂溶性维生素 A、D、E 和 K 的吸收都会受到影响。

2. **胆汁及其作用** 胆汁由肝细胞分泌,胆汁的分泌是一个连续不断的过程。在非消化期,胆汁生成后主要流入胆囊贮存。在消化期,胆囊收缩,胆汁排入十二指肠,同时,肝细胞分泌的胆汁也可直接排入十二指肠。

胆汁是一种具有苦味的消化液,每天的分泌量约为 0.8～1.0 L。肝细胞直接分泌的胆汁称肝胆汁,为金黄色,呈弱碱性(pH 值约 7.4);在胆囊内贮存过的胆汁称胆囊胆汁,胆囊胆汁因水和碳酸氢盐被吸收而浓缩,颜色变为深绿色且呈弱酸性(pH 约 6.8)。胆汁的主要成分有胆盐、胆固醇、卵磷脂、胆色素及多种无机盐等,但不含消化酶。

胆汁中虽没有消化酶,但含有对脂肪的消化和吸收具有重要意义的胆盐。胆盐的主要作用为:①乳化脂肪,促进脂肪的消化。胆汁中的胆盐等可作为乳化剂,减低脂肪的表面张力,使脂肪乳化成微滴,增加脂肪与胰脂肪酶的接触面积,使脂肪分解加速。②结合脂肪分解产物,促进脂肪的吸收。胆盐可与脂肪分解产物形成水溶性复合物,将不溶于水的脂肪分解产物运载到肠黏膜表面,促进脂肪的吸收。③胆汁在促进脂肪分解产物吸收的同时,也可促进脂溶性维生素的吸收。④胆盐可直接刺激肝细胞分泌胆汁,这种作用称为胆盐的利胆作用。

胆石阻塞或肿瘤压迫胆管,可引起胆汁排放困难,因而影响脂肪的消化吸收及脂溶性维生素的吸收,同时由于胆管内压力升高,一部分胆汁进入血液可发生黄疸。

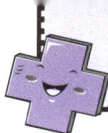

3. 小肠液及其作用　小肠液由小肠腺所分泌,呈弱碱性,pH 约为 7.6。成年人每日分泌量 1~3 L。

近年来认为,真正由小肠腺分泌的酶只有肠致活酶一种,它能激活胰液中的胰蛋白酶原,使之变为有活性的胰蛋白酶,从而有利于蛋白质的消化。在肠上皮细胞内含有多种消化酶,如分解多肽的肽酶、分解双糖的蔗糖酶和麦芽糖酶等。当营养物质进入小肠上皮细胞内时,这些消化酶可在小肠上皮细胞的纹状缘内发挥消化作用,将双糖分解为单糖,多肽分解为氨基酸。

4. 小肠的运动　小肠的运动有紧张性收缩、分节运动和蠕动三种形式。

(1)紧张性收缩:小肠平滑肌紧张性是其他运动形式的基础,可使小肠内保持一定的基础压力,以维持一定的形状和位置。

(2)分节运动:分节运动是以小肠环形肌活动为主的节律性收缩和舒张运动。在食糜所在的一段肠管上,间隔一定距离的环行肌在许多点同时收缩或舒张,把食糜分割成许多节段;随后,原来收缩的部位舒张,而原来舒张的部位收缩,使原来的食糜节段从中间一分为二,而相邻的两半则合二为一,形成一个新的节段,如此反复进行,食糜得以不断地分开,又不断地混合(图 6-3)。分节运动向下推进肠内容物的作用很小,其主要作用是使食糜与消化液充分混合,便于进行化学性消化;还可使食糜与肠壁紧密接触,为吸收创造了良好的条件。

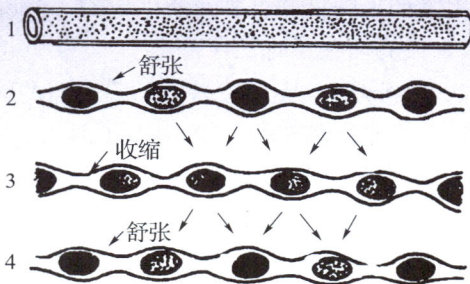

图 6-3　小肠的分节运动模式图

(3)蠕动:小肠的蠕动可发生在小肠的任何部位,将食糜向大肠方向推进,但推进的速度很慢,每个蠕动波只把食糜向前推进数厘米便消失。其意义在于把经过分节运动作用后的食糜向前推进到达一个新肠段,然后再开始新的分节运动。在十二指肠和回肠末端,还可见一种方向相反的蠕动波,称逆蠕动,其意义是延缓食糜在小肠内消化和吸收的时间。另外,在小肠还可见到一种行进速度很快、传播较远的蠕动,称为蠕动冲。蠕动冲可把食糜从小肠始端一直推送到大肠。蠕动冲是由于进食过程中的吞咽动作以及食糜进入十二指肠而引起,饥饿或腹泻时也可发生。

小肠蠕动推送肠内容物(包括水和气体)时产生的声音称肠鸣音。肠鸣音的强弱可反映肠蠕动的情况。肠蠕动增强时,肠鸣音亢进;肠麻痹时,肠鸣音减弱或消失。

食物经过口腔、胃和小肠后,消化过程基本完成(表 6-1)。

表 6-1　口腔、胃、小肠的消化

部　位	机械性消化 (运动形式)	消化液	化学性消化 (消化酶的作用)
口腔	咀嚼	唾液	淀粉 $\xrightarrow{\text{唾液淀粉酶}}$ 麦芽糖
胃	紧张性收缩 容受性舒张 蠕动	胃液	蛋白质 $\xrightarrow{\text{胃蛋白酶}}$ 脒、胨、少量多肽与氨基酸

部　位	机械性消化 （运动形式）	消化液	化学性消化 （消化酶的作用）
小肠	紧张性收缩 分节运动 蠕动	胰液	淀粉 $\xrightarrow{\text{胰淀粉酶}}$ 麦芽糖（二糖）$\xrightarrow{\text{二糖酶}}$ 葡萄糖（单糖）
		胆汁	脂肪 $\xrightarrow{\text{胆盐}}$ 脂肪微滴 $\xrightarrow{\text{胰脂肪酶}}$ 甘油、脂肪酸、甘油一酯
		小肠液	蛋白质 $\xrightarrow{\text{胰蛋白酶、糜蛋白酶}}$ 氨基酸、多肽
			多肽 $\xrightarrow{\text{多肽酶}}$ 氨基酸

四、大肠的功能

人类的大肠没有重要的消化活动。大肠的主要功能在于吸收水分、无机盐和某些维生素，形成粪便并暂时贮存。

1. 大肠液　大肠液是由黏膜表面的柱状上皮细胞及杯状细胞分泌的。大肠液的主要成分是黏液和碳酸氢盐，其 pH 为 8.3～8.4。大肠液的主要作用在于其中的黏液能润滑粪便，保护肠黏膜。

2. 大肠内细菌的活动　大肠内的温度、湿度和酸碱度对一般细菌的繁殖极为适宜，细菌得以大量繁殖。粪便中的细菌约占粪便固体重量的 20%～30%。细菌对糖及脂肪的分解称为发酵，能产生乳酸、醋酸、二氧化碳、沼气等。细菌对蛋白质的分解称为腐败，能产生氨、硫化氢、组胺、吲哚等。细菌的分解产物大部分是有害的，正常情况下，由肠壁吸收随血液送到肝脏进行解毒。若消化吸收不良或便秘，有害物质吸收过多，超过肝脏的解毒能力，便会损害肝脏。

大肠内的细菌也有对身体有利的一面，能利用肠内较为简单的物质合成 B 族维生素和维生素 K，再由肠壁吸收并为人体所利用。因此，长期大量使用广谱抗生素时，要注意补充这两类维生素。

3. 大肠的运动和排便

（1）大肠运动的形式：大肠的运动少而慢，对刺激的反应也较迟缓，这些特点与大肠的功能相适应。大肠还有一种行进速度很快且推进距离很远的蠕动，称为集团蠕动。它通常开始于横结肠，可将一部分大肠内容物推送至降结肠、乙状结肠甚至直肠。集团蠕动常见于进食后，可能是胃内食物进入十二指肠，由十二指肠-结肠反射所引起。

（2）排便：排便是一种反射活动。平时粪便主要贮存于结肠下段。当集团蠕动将粪便推入直肠时，直肠壁内的压力感受器兴奋，冲动经盆神经和腹下神经传至脊髓腰骶段的初级排便中枢，并进一步上传到大脑皮质，引起便意。当环境条件允许时，大脑皮质发出兴奋性下行冲动，进一步兴奋初级排便中枢，冲动经盆神经传出，使降结肠、乙状结肠和直肠平滑肌收缩，肛门内括约肌舒张；同时，阴部神经传出冲动减少，肛门外括约肌舒张，使粪便排出体外。此外，排便时腹肌和膈肌也发生收缩，腹内压增加，促进粪便的排出。如果条件不允许，大脑皮质便发出抑制性冲动，抑制脊髓腰骶段的初级排便中枢的活动，使排便反射暂时中止。此时还可出现直肠逆蠕动，使粪便退回到结肠。

如果经常有意识地抑制排便，会降低直肠壁内感受器对粪便刺激的敏感性，使粪便

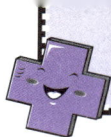

在大肠内停留过长、水分吸收过多而变得干硬,引起排便困难,这是习惯性便秘的最常见的原因之一。昏迷或脊髓腰骶段以上横断的病人,其初级排便中枢失去大脑皮质的随意控制作用,可导致大便失禁。若排便反射的反射弧任一部分受损,粪便不能排出,可出现大便潴留。

近年来,食物中纤维素对肠道功能和肠道疾病的影响,引起了医学界的重视。事实证明,适当增加纤维素的摄取,对预防便秘、痔疮、结肠癌等疾病具有一定的作用。食物中纤维素对胃肠功能的影响主要有以下方面:①大部分多糖纤维能与水结合而形成凝胶,从而限制了水的吸收,使肠内容物体积增大;②纤维素多能刺激肠运动,缩短粪便在肠内停留时间;③纤维素可降低食物中热量的比率,减少含能物质的摄取,从而有助于纠正肥胖。

第二节 吸收

一、吸收的部位

消化道不同部位的吸收能力有很大差异,这是由于消化道各段的组织结构以及食物在消化道各段被消化的程度和停留的时间不同。口腔黏膜仅吸收硝酸甘油等少数药物;食管基本没有吸收功能;胃可以吸收少量水和酒精等,但生理意义不大;大肠主要吸收水和无机盐。大部分的营养物质都是在十二指肠和空肠吸收的,回肠是吸收的储备场所(图 6 - 4)。因此,小肠则是吸收的主要部位。

小肠作为营养物质吸收的主要部位是因为:①小肠有巨大的吸收面积。小肠黏膜具有环形皱襞,皱襞上有大量的绒毛,绒毛的上皮细胞上又有微绒毛,最终使小肠的吸收面积增加约 600 倍,达到 200～250 m²(图 6 - 5)。②食物在小肠内停留的时间较长,一般为 3～8 小时,有充分的吸收时间。③小肠内食物已被消化到适于吸收的小分子物质。④小肠绒毛内有丰富的毛细血管和毛细淋巴管,加上小肠的运动和绒毛活动,可加速血液和淋巴液的回流,有助于吸收。

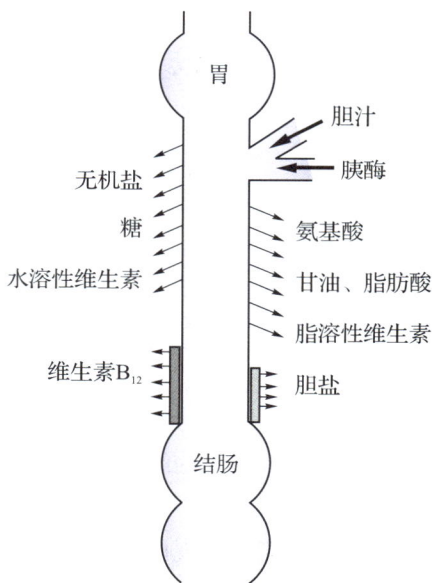

图 6 - 4 各种主要营养物质在小肠的吸收部位

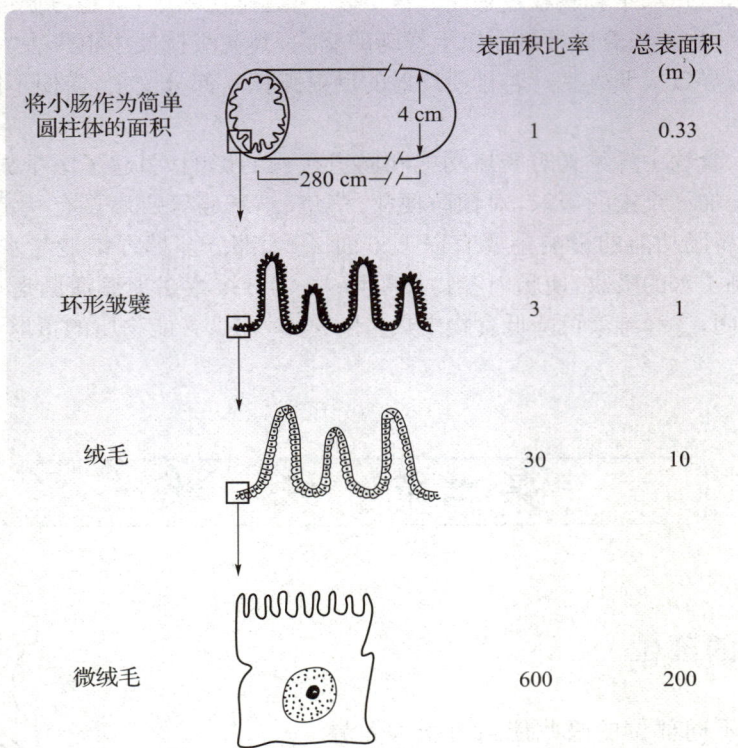

	表面积比率	总表面积 (m²)
将小肠作为简单圆柱体的面积	1	0.33
环形皱襞	3	1
绒毛	30	10
微绒毛	600	200

图 6-5 小肠黏膜表面积增大示意图

二、小肠内主要营养物质的吸收

1. 糖的吸收 糖类的吸收形式是单糖,包括葡萄糖、半乳糖和果糖,主要是葡萄糖。葡萄糖吸收方式是继发性主动转运,由转运体与钠泵共同活动来完成。

2. 蛋白质的吸收 蛋白质吸收的主要形式是氨基酸。吸收机制与单糖相似,也需要钠泵提供能量。现已证明,二肽和三肽也能被小肠上皮细胞吸收,进入细胞内的二肽和三肽,通过细胞浆内的二肽酶和三肽酶进一步分解为氨基酸,再进入血液循环。

3. 脂肪的吸收 脂类的消化产物包括甘油、脂肪酸、甘油一酯等。它们与胆盐结合后进入小肠黏膜上皮细胞。其中,中短链脂肪酸和甘油一酯是水溶性的,可直接吸收进入血液。而长链脂肪酸与甘油一酯重新合成甘油三酯,并与细胞内的载脂蛋白结合成乳糜微粒然后进入毛细淋巴管。由于动、植物油中长链脂肪酸多,所以脂肪的吸收以淋巴途径为主。

4. 水的吸收 成人每日摄入的水量为 1~2 L,由消化腺分泌的消化液可达 6~8 L,而每日由粪便中排出的水分只有 150 ml 左右。因此,每天吸收的液体总量可超过 8 L。大量的水分如果不被吸收,势必严重影响内环境的相对稳定而危及生命。临床上胃肠引流、急性呕吐、腹泻的患者,由于丢失了大量水分和电解质,易导致脱水和电解质

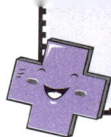

紊乱,因此,一定要注意补充足够的液体。

5. 无机盐的吸收 一般来说,单价盐如钠、钾、铵盐的吸收很快,多价盐则吸收较慢。Ca^{2+}必须从钙盐中游离出来才能被吸收;食物中的三价铁(Fe^{3+})必须还原成二价铁(Fe^{2+})后才能被吸收。酸性环境可使钙盐溶解,并能使Fe^{3+}还原成Fe^{2+},从而有利于钙、铁吸收。

第三节 消化器官活动的调节

消化系统各器官的功能活动能彼此相互配合,并根据人体不同的情况发生适应性变化,同时,还能与人体其他系统的功能活动协调一致,这些都是在神经和体液因素的调节下实现的。

一、神经调节

(一)消化道的神经支配及其作用

消化道受内在神经和外来神经的双重支配。内在神经为壁内神经丛,在完整的机体内,内在神经的活动受外来神经纤维的支配。消化道的外来神经包括交感神经和副交感神经。消化道除了口腔、咽、食管上段和肛门外括约肌受躯体运动神经支配外,其余受交感神经和副交感神经的双重支配,其中副交感神经对消化功能的影响更大。支配胃肠的副交感神经主要是迷走神经和盆神经,末梢释放乙酰胆碱。副交感神经兴奋时,胃肠运动增强,腺体分泌增加。交感神经末梢释放去甲肾上腺素,交感神经兴奋时胃肠运动减弱,腺体分泌减少。

(二)消化器官活动的反射性调节

消化器官活动的反射性调节包括非条件反射和条件反射。

1. 非条件反射调节 非条件反射是由食物的机械刺激、化学刺激直接作用于消化道黏膜相应的感受器引起。食物进入口腔能反射性引起唾液、胃液、胰液、胆汁等消化液的分泌和胃的容受性舒张;食物进入胃内,能反射性引起胃的运动增强和胃液、胰液、胆汁的分泌;食糜进入小肠,能反射性引起小肠的运动增强和胃液、胰液、胆汁的分泌,另可反射性地抑制胃的运动,延缓胃排空。这些都是非条件反射。

2. 条件反射调节 与食物有关的形状、颜色、气味、声音、语言、文字及进食的环境等刺激,都能反射性地改变消化道的运动和消化腺的分泌。通过条件反射,使消化器官的功能活动更加协调与完善。

二、体液调节

由胃肠黏膜的内分泌细胞合成并分泌的具有生物活性的化学物质,统称为胃肠激素。现已发现,胃肠黏膜内散在分布着 40 余种内分泌细胞,其总量超过了体内其他所有内分泌腺中内分泌细胞的总和,因此,消化道也可被看做是体内最大、最复杂的内分泌器官。迄今发现的胃肠激素有 50 余种。胃肠激素的生理作用主要表现在以下三个方面:①调节消化腺的分泌和消化道的运动;②调节其他激素的释放;③某些胃肠激素具有刺激消化道组织的代谢和促进生长的作用,称为营养作用。五种主要胃肠激素的分泌部位和主要生理作用、引起释放的主要因素见表 6-2。

表 6-2　主要胃肠激素的分布、作用和分泌的调节

激素名称	主要生理作用	引起释放的因素
胃泌素	促进胃酸和胃蛋白酶分泌,促进胃窦和幽门括约肌收缩	蛋白质消化产物、迷走神经
胆囊收缩素	刺激胰液分泌和胆囊收缩	蛋白质消化产物、脂肪酸
促胰液素	刺激胰液中的 HCO_3^- 分泌	盐酸、脂肪酸
抑胃肽	抑制胃酸和胃蛋白酶分泌,抑制胃排空	葡萄糖、脂肪酸、氨基酸
胃动素	促进胃和小肠的运动	迷走神经、盐酸、脂肪

　　近年来的研究证明,一些最初在胃肠道发现的肽,不仅存在于胃肠道,而且也存在于中枢神经系统内;而原来认为只存在于中枢神经系统的神经肽,也在消化道中发现。这些双重分布的肽被统称为脑肠肽。已知的脑肠肽有胃泌素、胆囊收缩素、P 物质、生长抑素、神经降压素等约 20 余种,其作用和生理意义尚在探讨中。

胃肠道激素的发现

　　胃肠道激素的概念是在 20 世纪初由 Bayliss 和 Starling 两位生理学家首先提出的。他们发现把盐酸注入去神经的空肠肠袢后,可引起胰液分泌,阿托品不能阻断这种作用。随后把用盐酸处理过的十二指肠黏膜提取物注入动物静脉,也能引起胰液的大量分泌;如果把盐酸直接注入血液则不起作用。他们根据这些研究结果认为,肠黏膜内存在一种特殊物质,在盐酸的作用下,它被释放入血液循环,通过血流到达胰腺并兴奋腺细胞引起胰液分泌。Bayliss 和 Starling 称这种物质为胰泌素。这是首次在胃肠道发现胃肠激素,这一发现开创了内分泌学的新领域,证明神经和体液因素对胃肠功能的调节是不可分的。

（罗桂霞）

第七章 能量代谢与体温

第一节 能量代谢

新陈代谢包括物质代谢与能量代谢两个方面。能量代谢是指物质代谢过程中所伴随的能量释放、转移、贮存和利用。

一、能量的来源和利用

糖、脂肪和蛋白质是机体活动所需能量的根本来源。正常情况下,机体所需能量约70%来自糖的氧化,其余由脂肪提供,蛋白质一般不提供能量,只有在长期饥饿或极度消耗时,蛋白质才分解供能,以维持机体必需的生理活动。

营养物质在氧化分解的过程中释放出大量的能量,其中50%以上迅速转化为热能用于维持体温,其余则以化学能的形式贮存在三磷酸腺苷(ATP)分子中,当机体需要时,ATP 分解成为二磷酸腺苷(ADP),同时释放能量,供机体进行各种生命活动,如肌肉收缩所需要的机械能、神经兴奋传导所需要的电能、腺体分泌所需要的渗透能等。ATP 广泛存在于体内的所有细胞中,既是机体直接的供能物质,又是重要贮能物质。除 ATP 外,机体还有另一种贮能形式——磷酸肌酸(CP)。当能量产生增多时,ATP 会将能量转移给肌酸,生成 CP,将能量贮存起来;反之,当组织细胞耗能增加时,CP 又将贮存的能量转移给 ADP,生成新的 ATP,以补充 ATP 的消耗。因此,CP 不能供能,只能贮能。

能量在体内释放、转移、贮存和利用的过程见图 7-1。

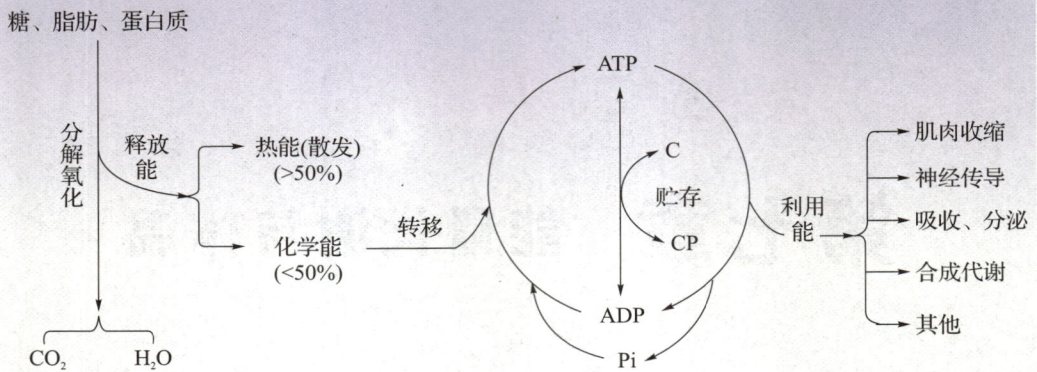

C:肌酸　Pi:无机磷酸　CP:磷酸肌酸

图 7-1　体内能量的来源、转移、储存和利用

二、能量代谢的测定原理

　　机体的能量代谢遵循能量守恒定律,食物在体内氧化所释放的能量(排除外功)最终都将转化成热能并发散于体外。而营养物质的氧化与机体的耗氧量有直接的关系。一般情况下,机体每消耗 1 L 氧气,可以产生 20.195 kJ 的热量。因此,测定机体一定时间内的耗氧量,就可以测算出机体在这段时间内的能量代谢。

三、影响能量代谢的主要因素

　　能量代谢主要受肌肉活动、精神活动、食物的特殊动力作用和环境温度的影响。此外,体表面积、年龄、性别等因素也可影响能量代谢。

　　1. 肌肉活动　肌肉活动对能量代谢的影响最为显著。机体任何轻微的活动都可提高能量代谢。运动强度越大,产热量越多,剧烈运动时的能量代谢可达安静时的 10～20 倍。

　　2. 精神活动　人的精神处于紧张状态时,如恐惧或情绪激动等,由于骨骼肌的紧张性增强以及甲状腺激素、肾上腺素分泌增多等原因,机体产热量明显增加,能量代谢显著增强。

　　3. 食物的特殊动力作用　人在进食之后的一段时间内,即使处于安静状态,机体的产热量也要比进食前有所增加。这种食物能使机体产生"额外"热量的现象称为食物的特殊动力作用。这种效应从进食后 1 小时左右开始,2～3 小时达高峰,延续 7～8 小时。各种营养物质的特殊动力作用不同,其中蛋白质的食物特殊动力作用最为明显。有关食物的特殊动力作用的确切机制尚不清楚,可能与肝脏处理营养物质有关。

　　4. 环境温度　环境温度在 20 ℃～30 ℃时能量代谢最为稳定,环境温度过高或过低,能量代谢都会增加。环境温度低时能量代谢的增加,主要是由于寒冷刺激反射性地引起肌肉的紧张性增强甚至寒战所致;环境温度过高时能量代谢的增加,与体内化学反

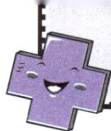

应速度加快,以及发汗、呼吸、循环功能增强等因素有关。

四、基础代谢与基础代谢率

由于受上述各种因素的影响,不同状态下能量代谢的差异很大。为判断能量代谢是否正常,临床上规定在基础状态下测定能量代谢。基础状态下的能量代谢称为基础代谢,单位时间内的基础代谢称为基础代谢率(BMR)。

1. 基础状态　所谓基础状态是指:①清晨、清醒、静卧;②前夜睡眠良好,精神安定;③空腹 12 小时以上;④室温保持 20 ℃～25 ℃。基础状态下体内的能量代谢只用于维持循环、呼吸等最基本的生命活动,因而这种状态下能量代谢比较稳定。应当指出,基础代谢率比一般安静时的代谢率要低些,但并不是最低的,睡眠或长期饥饿时代谢率更低。

2. 基础代谢率的测算　根据能量代谢测定的原理,首先测出单位时间内的耗氧量(L/h),然后乘以 20.195 kJ/L,得出单位时间内的产热量。考虑到身高和体重对能量代谢的影响,还需再换算成每平方米体表面积的产热量,即除以体表面积(m^2),即可算出基础代谢率。

基础代谢率($kJ/m^2 \cdot h$)=耗氧量(L/h)× 20.195 kJ/L÷体表面积(m^2)

体表面积可根据身高和体重两个参数用以下公式求得。

体表面积(m^2)=0.006 1×身高(cm)+ 0.012 8×体重(kg)-0.152 9

体表面积也可根据图 7-2 直接得出,即将受试者的身高和体重在两个标尺的相应位置上做一连线,与体表面积标尺相交的读数即为体表面积。

图 7-2　体表面积测算图

3. 基础代谢率的正常值和意义　正常人基础代谢的平均值随性别、年龄的不同而有所差异(表 7-1)。男性的基础代谢率平均比女性的高;儿童比成年人的高;年龄越大,代谢率越低。

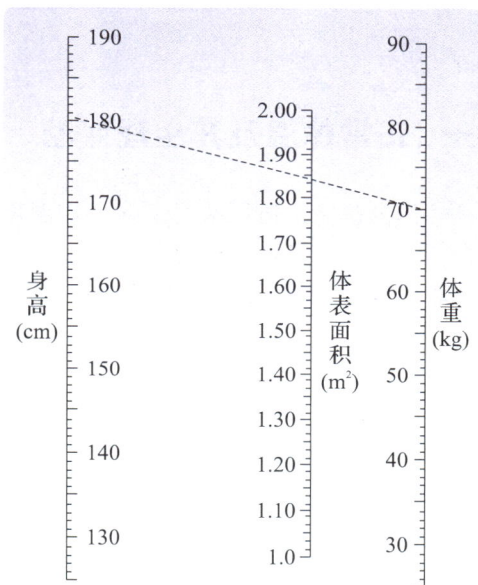

表 7-1　我国人正常的基础代谢率平均值($kJ/m^2 \cdot h$)

年龄(岁)	11～15	16～17	18～19	20～30	31～40	41～50	>51
男性	195.5	193.4	166.2	157.8	158.6	154.0	149.0
女性	172.5	181.7	154.0	146.5	146.9	142.4	138.6

由于基础代谢率的正常平均值不易记忆,通常用相对数值来表达基础代谢率。计算

公式如下：

$$基础代谢率相对值=\frac{实测值-正常平均值}{正常平均值}\times100\%$$

基础代谢率的实测数值与正常平均值比较，相差±15％之内均属正常。当相差超过±20％时，才有可能是病理变化。在各种疾病中，甲状腺功能的改变对基础代谢率影响最大。甲状腺功能低下时，基础代谢率将比正常值低20％～40％；甲状腺功能亢进时的基础代谢率将比正常值高25％～80％。因此，基础代谢率的测定可作为甲状腺疾病的辅助诊断。但目前临床上诊断甲状腺疾病可直接测定反映甲状腺功能的有关激素水平，很少使用基础代谢率作为诊断依据。

第二节 体 温

一、正常体温及其生理变动

体温是指机体深部组织的平均温度。体温相对稳定是机体进行新陈代谢和正常生命活动的必要条件。体温过低，可使酶活性降低，细胞代谢受到抑制；体温过高，可引起酶和蛋白质变性，导致细胞损害。

（一）体温的测试部位及正常值

人体深部血液的温度（血温）可以代表体温的正常值，但深部血温不易测试，在临床工作中，为了方便，通常测量腋窝、口腔或直肠温度用来代表体温。测量直肠温度时，若将温度计插入6 cm以上，所测得的温度比较接近血温，其正常值为36.9 ℃～37.9 ℃；口腔温度（舌下部）正常值为36.7 ℃～37.7 ℃，测定须注意冷热饮食等对口腔温度的影响；腋窝温度正常值为36.0～37.4 ℃，腋窝不是自然体腔，只有让被测者将上臂紧贴胸廓，使腋窝紧闭形成人工体腔，腋窝温度升至接近深部温度，这时所测得温度才能反映深部温度。因而测量时一般需要持续5～10分钟。

（二）体温的生理变动

生理情况下，体温可随昼夜、性别、年龄、肌肉活动等而有所变化。

1. 昼夜变化　人体体温在一昼夜之中呈周期性波动。清晨2～6时体温最低，午后1～6时体温最高，波动幅度不超过1 ℃。体温的这种波动可能与下丘脑的生物节律性有关。长期夜班工作的人，上述周期性波动可能颠倒。

2. 性别　成年女性基础体温比同龄男性平均高0.3 ℃，且随月经周期发生有规律地变动。女性基础体温在经期及排卵前期较低，排卵日最低，排卵后升高0.3 ℃～0.6 ℃，一直持续至下次月经开始（图7-3）。排卵后体温升高可能是孕激素作用的结果。临床上可通过连续测量基础体温来了解月经周期中有无排卵和确定排卵日期。

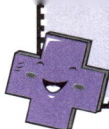

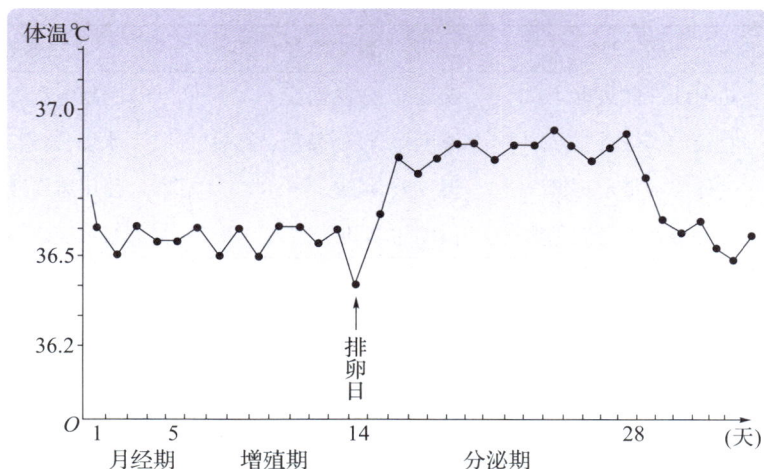

图 7-3 女性基础体温的变动曲线

3. 年龄 体温也与年龄有关。一般说来,儿童的体温较高,老年人的体温较低。新生儿,特别是早产儿,由于体温调节机制发育还不完善,调节体温的能力差,所以体温容易受环境温度的影响而变动。因此对新生儿应加强体温护理。老年人因基础代谢率低,体温偏低,因而也应注意保温。

4. 肌肉活动 肌肉活动时,代谢加强,产热量增加,可导致体温升高,剧烈运动可使体温升高 $1℃\sim2℃$。所以,运动过后应安静一段时间以后再测体温,小儿测温时应防止哭闹。

二、机体的产热与散热

正常体温的维持是机体在体温调节机构的调控下,产热与散热两个生理过程处于动态平衡的结果。

(一)机体的产热

机体的热量来自体内营养物质的分解代谢。体内不同的器官和组织因代谢水平不同,产热量也各不相同。机体在安静时主要的产热器官是内脏,其中肝脏的代谢最旺盛,产热最多;肌肉总重量占体重的 40% 左右,但安静时的产热量只有 18%,具有巨大的产热潜力,在运动和劳动时肌肉则成为主要产热器官。在寒冷环境中,骨骼肌可通过骨骼肌的紧张性增强和寒战使产热增多,寒冷还可刺激机体某些激素(如甲状腺激素、肾上腺素等)的分泌,使机体的代谢增强,产热量增多,以抵御寒冷。

(二)机体的散热

机体代谢产生的热量,小部分由呼吸、尿粪等带出体外,大部分通过皮肤发散到外界环境中去,所以,人体的主要散热器官是皮肤。安静状态下,皮肤主要通过辐射、传导、对流和蒸发的方式来散热,其中辐射散热占总散热量的 60%。四种散热的原理不同,在临床上可采用不同的方式给高热病人降温(表 7-2)。

表 7-2 皮肤的散热方式及临床应用

方式	原理	影响因素	临床应用
辐射	热射线发散热量	温度差、散热面积	利用空调降低室温
传导	直接传递热量	温度差、接触面积、导热性	冰袋、冰帽、冰毯
对流	气体流动带走热量	温度差、风速	使用风扇或打开门窗
蒸发	水分蒸发带走汽化热	温度差、湿度	温水擦浴、酒精擦浴

需要指出的是,只有在皮肤温度高于环境温度时,机体才能通过辐射、传导、对流来散发热量。当皮肤温度低于环境温度时,人体不但不能利用上述方式散热,反而会以同样的方式从周围环境中吸收热量,此时,蒸发就成为皮肤散热的唯一方式。

蒸发散热是指水分在体表发生汽化时,吸收体热并将其散发的一种形式。1 g 水分蒸发可使机体散发 2.43 kJ 热量。蒸发散热有两种形式,①不感蒸发:是指水分直接透出皮肤和黏膜表面而蒸发的一种散热方式,也称不显汗。这种蒸发不受环境温度的影响,也不受生理性体温调节机制的控制,每日蒸发的量约为 1 000 ml。②发汗:是汗腺主动分泌汗液的过程。人在安静状态下,当环境温度达 30 ℃左右时便开始发汗。如果空气湿度大,而且着衣较多时,气温达 25 ℃便可引起人体发汗。运动时,气温即使在 20 ℃以下,亦可出现发汗。影响发汗的因素包括运动强度、环境温度和湿度等。运动强度越大,环境温度越高,发汗速度就越快。在高温环境中或剧烈运动时,汗腺分泌量可达每小时 1.5 L 或更多。通过汗液蒸发可散发大量的体热,防止体温骤升。汗液是一种低渗液,水分占 99%,而固体成分则不到 1%。大部分为 NaCl。当机体大量出汗而造成脱水时,常表现为高渗性脱水,但如果大量出汗后只补充水分而不同时补充 NaCl,往往又可导致低渗性脱水。所以,大量出汗时,在补充水分的同时还应注意补充 NaCl,以防止电解质平衡紊乱。

机体的散热主要是取决于皮肤血流量和汗腺活动。辐射、传导、对流散热的多少,取决于皮肤和环境之间的温度差,皮肤温度的高低由皮肤血流量来控制,交感神经、肾上腺素、去甲肾上腺素等可通过控制皮肤血流量影响机体的散热。而蒸发散热的多少则取决于汗腺的活动。

三、体温调节

人的体温能保持相对稳定,是因为体内有一套完善的体温调节机制。体温调节包括自主性体温调节和行为性体温调节两种。

(一)温度感受器

温度感受器是感受体内外温度变化的特殊结构,可分为外周温度感受器和中枢温度感受器。

1. 外周温度感受器 外周温度感受器是指存在于人体皮肤、黏膜、内脏和肌肉的温度感受器,分为冷觉感受器和温觉感受器,分别感受相应部位的冷热变化。外周温度感受器的传入信息除了到达体温调节中枢引起体温调节效应外,还可到达大脑皮层,引

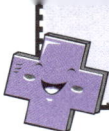

起温度觉。

2. 中枢温度感受器　中枢温度感受器是指中枢神经系统中对温度变化敏感的神经元,包括热敏神经元和冷敏神经元。这两种神经元存在于脊髓、脑干网状结构和下丘脑等处。

(二)体温调节中枢

动物实验表明,只要保留下丘脑及其以下神经结构的完整,动物就能够保持相对稳定的体温;如果破坏下丘脑,动物的体温则不能维持稳定。这说明下丘脑在自主性体温调节中起重要作用。进一步的实验研究表明,下丘脑的视前区-下丘脑前部的温度敏感神经元,不仅具有中枢温度感受器的作用,还能对其他温度感受器传入的信息作整合处理,对散热和产热两个过程进行调节。因此,下丘脑是体温调节的基本中枢。

(三)体温调节过程

体温的调节与恒温器的温度调节原理相似,视前区-下丘脑前部的温度敏感神经元起着调定点作用。调定点类似恒温器中的温度控制器,正常情况下,调定点的阈值约为37 ℃,因此,调定点是机体控制体温稳定的平衡点。当体温处在 37 ℃ 左右时,散热和产热基本保持平衡,体温相对稳定。机体的体温始终稳定在调定点阈值附近,以保证机体各项生命活动和新陈代谢的正常进行。

正常情况下,体温升高超过调定点阈值时,热敏神经元活动明显增强,皮肤血管扩张、动-静脉短路开放,皮肤血流量增大,皮肤温度升高,辐射、传导、对流散热增多;同时,汗腺分泌,蒸发散热也增多。散热明显大于产热,体温下降,直到回到调定点阈值。当体温低于调定点阈值时,冷敏神经元活动明显增强,骨骼肌的紧张性增强甚至出现寒战,甲状腺激素、肾上腺素、去甲肾上腺素等分泌增多。产热明显大于散热,降低的体温开始回升,直到回到调定点阈值。

以上体温调节的过程同样适用于解释发热时的体温变化。发热时,由于致热源作用于调定点,使调定点阈值暂时升高,此时体温低于调定点阈值,冷敏神经元活动增强,产热活动增强(骨骼肌的紧张性增强、寒战,甲状腺激素、肾上腺素、去甲肾上腺素等分泌增多),散热活动减弱(皮肤血管收缩,动-静脉短路关闭,皮肤血流量减少,皮肤温度降低),体温逐渐升高,直到达到新的调定点阈值,并在此基础上保持产热和散热的平衡。当致热源的作用消除后,调定点阈值又重新回到正常水平,此时体温高于调定点阈值,热敏神经元兴奋,散热活动增强(皮肤血管扩张、动-静脉短路开放、汗腺分泌),产热活动减弱,体温逐渐降低,直到回到正常水平。

除了以上自主性体温调节过程外,当外界环境温度发生变化时,机体还可进行行为性体温调节。行为性体温调节是人体有意识地通过改变行为活动,来调节产热和散热活动的方式,如根据环境温度增减衣着、使用电风扇和空调等,以适应环境温度的变化。行为性体温调节是自主性体温调节的补充。

(董克江)

第八章　肾脏的排泄

在新陈代谢的过程中,机体通过呼吸和消化吸收来获取氧气和营养物质。营养物质分解时,一方面为生命活动提供能量,同时产生各种代谢终产物。机体将代谢终产物、过剩及有害的物质,经血液循环送到排泄器官排至体外的过程称为排泄。

人体排泄器官主要有肾、肺、皮肤和消化器官等。在所有的排泄器官中,肾排出的代谢产物种类最多,数量最大,并可根据机体的状况调整尿液的质和量,所以肾是人体最重要的排泄器官。肾不仅可以清除代谢终产物等,还能调节体内的水、电解质和酸碱平衡,对维持内环境的稳态起着重要作用。此外,肾还有内分泌功能,可分泌促红细胞生成素、肾素、前列腺素等多种激素。

第一节　尿生成的过程

尿液是在肾单位和集合管中生成的。尿生成的过程包括三个相互联系的环节:①肾小球的滤过;②肾小管和集合管的重吸收;③肾小管和集合管的分泌。

一、肾小球的滤过

肾小球的滤过是指血液流经肾小球毛细血管时,血浆中除大分子血浆蛋白以外的水、无机盐、小分子有机物等,透过滤过膜进入肾小囊形成原尿的过程。肾小球的滤过是尿生成的第一个环节,原尿中除蛋白质以外,其余成分及浓度与血浆基本相同(表8-1)。

表 8-1　血浆、原尿和终尿成分比较

成　分	血浆(g/L)	原尿(g/L)	终尿(g/L)	重吸收率(%)
Na^+	3.3	3.3	3.5	99
K^+	0.2	0.2	1.5	94
Cl^-	3.7	3.7	6.0	99
磷酸根	0.04	0.04	1.5	67

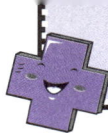

成　分	血浆(g/L)	原尿(g/L)	终尿(g/L)	重吸收率(%)
尿素	0.3	0.3	20.0	45
尿酸	0.02	0.02	0.5	79
肌酐	0.01	0.01	1.5	—
氨	0.001	0.001	0.4	—
葡萄糖	1.0	1.0	极微量	近 100
蛋白质	60~80	0.30	微量	近 100
水	900	980	960	99

(一)滤过的结构基础

1. 滤过膜的结构　滤过膜由三层结构组成,内层是毛细血管内皮细胞层,中间是基膜层,外层是肾小囊脏层上皮细胞层。三层结构上的孔道,构成了滤过膜的机械屏障。除机械屏障之外,在滤过膜的各层结构上,均覆盖一层带负电荷的蛋白质,可阻碍带负电荷的蛋白质通过,起着电学屏障的作用。两道屏障使滤过膜对血浆成分的滤过有着严格的限制,对原尿的成分起着决定性作用。

2. 滤过膜的通透性　血浆中的物质通过滤过膜的难易主要取决于物质分子大小。一般来说,以分子量为 70 000 的物质分子作为肾小球滤过的界限。分子量≥70 000的物质分子完全不能通过滤过膜。此外,血浆中的物质通过滤过膜的难易还与其所带电荷有关。白蛋白是三类血浆蛋白中最小的蛋白质,分子量虽然只有 69 000,但由于其带有负电荷,因此不能通过电学屏障,故原尿中几乎没有蛋白质。

3. 滤过膜的面积　正常成年人两肾约有 200 万个肾单位处于活动状态,滤过膜的总面积约为 1.5 m²,这样的滤过面积对于肾小球的滤过十分有利。

(二)滤过的动力

肾小球有效滤过压是肾小球滤过的动力,其组成与组织液生成的有效滤过压相似(图 8-1)。但由于肾小囊内的原尿几乎没有蛋白质,所以肾小球有效滤过压=肾小球毛细血管血压-(血浆胶体渗透压+囊内压)。

1. 肾小球毛细血管血压　肾小球毛细血管血压是肾小球有效滤过压中的唯一动力成分。由于肾动脉直接发自腹主动脉,并且入球小动脉较出球小动脉短而粗,故肾小球毛细血管血压较其他组织的毛细血管血压高,约为 45 mmHg(6.0 kPa),且入球小动脉端和出球小动脉端肾小球毛细血管血压几乎相等。

2. 血浆胶体渗透压　血浆胶体渗透压是肾小球滤过的阻力,约为 25 mmHg(3.3 kPa)。在血液从入球小动脉流向出球小动脉的过程中,随着水和小分子物质的不断滤出,血浆蛋白被浓缩,血浆胶体渗透压逐渐升高。

3. 囊内压　囊内压是指肾小囊内的原尿对囊壁的压力,一般情况下变化不大,约为 10 mmHg。

正常情况下,肾小球毛细血管血压和囊内压都比较稳定,而在血液从入球小动脉流向出球小动脉的过程中,血浆胶体渗透压随着肾小球滤过逐渐升高到 35 mmHg (4.7 kPa),有效滤过压也随之发生变化。

$$入球小动脉端有效滤过压＝45-(25+10)=10(mmHg)$$
$$出球小动脉端有效滤过压＝45-(35+10)=0(mmHg)$$

实际上,血液尚未流到出球小动脉之前,血浆胶体渗透压已经升高到 35 mmHg,有效滤过压已经为 0。因此,肾小球毛细血管的全长并非都有滤过,滤过作用只发生在有效滤过压为 0 之前的那段毛细血管中。

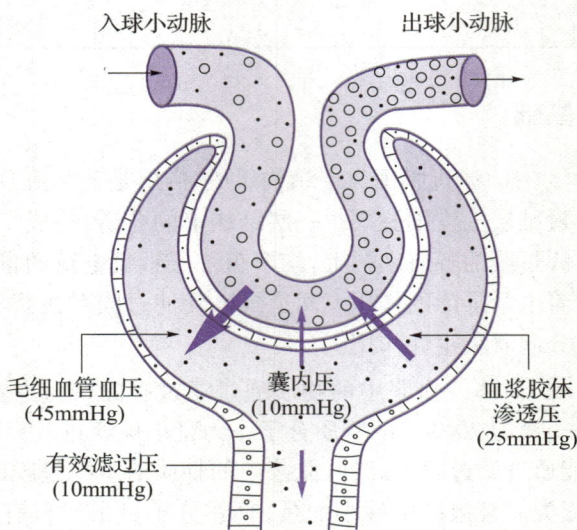

图 8-1 肾小球有效滤过压示意图

(三)肾小球滤过率

肾小球滤过率是指每分钟两肾生成的原尿量,正常成年人安静时约为 125 ml/分。

二、肾小管和集合管的重吸收

原尿进入肾小管后称为小管液。小管液流经肾小管和集合管时,其中的水和溶质被上皮细胞重新吸收入血的过程,称为肾小管和集合管的重吸收。以每分钟两肾生成的原尿量 125 ml 计算,正常成年人每昼夜生成的原尿量约为 180 L,而每昼夜排出的终尿量一般为 1.5 L 左右。表明原尿中约有 99% 的水被重吸收,同时其他物质也被不同程度地重吸收(表 8-1)。

(一)重吸收的部位

肾小管各段和集合管都有重吸收能力,但以近端小管的重吸收能力最强。正常情况下,小管液中的葡萄糖、氨基酸等营养物质,几乎全部在近端小管重吸收,大部分的水、无机盐、尿素等也在此重吸收,其余的水和无机盐等分别在肾小管其他各段和集合管重吸

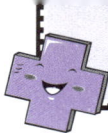

收,少量随尿排出。

(二)重吸收的特点

1. 选择性　比较原尿和终尿的成分(表8-1)可以看出,各种物质重吸收的比例是不同的。一般情况下,凡是对机体有用的物质,如葡萄糖、氨基酸、Na^+、HCO_3^- 等,肾小管和集合管上皮细胞能够全部重吸收或大部分重吸收;而有的物质重吸收较少,甚至完全不被重吸收(图8-2)。说明肾小管和集合管上皮细胞对于物质的重吸收具有一定的选择性。这既可避免营养物质的流失,又能有效地清除代谢终产物、过剩的及有害的物质,从而净化血液。

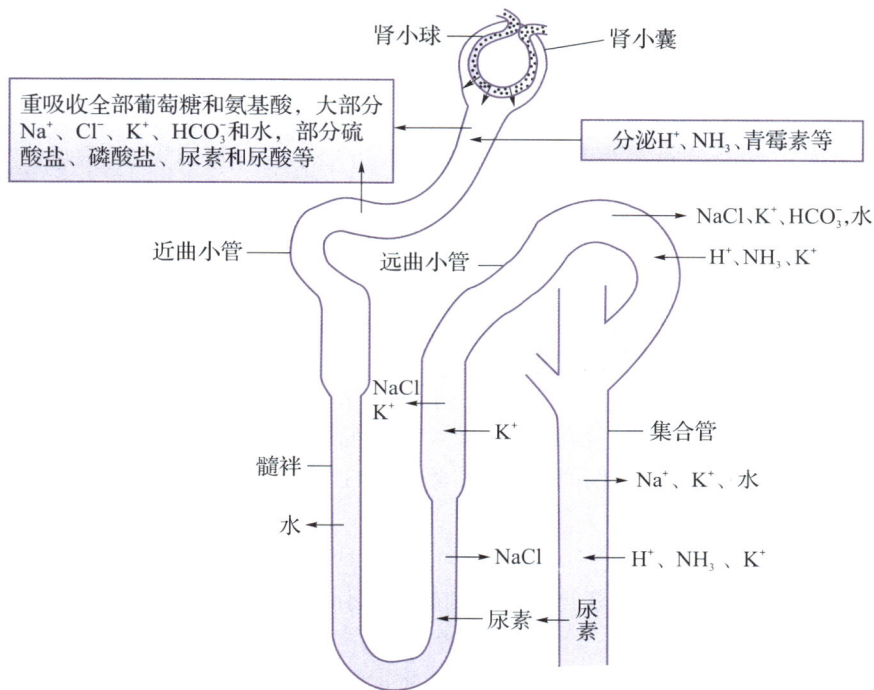

图8-2　肾小管和集合管的重吸收及分泌示意图

2. 有限性　当小管液中某种物质的浓度过高,超过上皮细胞对其重吸收的限度时,则不能被全部重吸收,终尿中将会出现该物质。这是由于肾小管和集合管的上皮细胞膜上,转运该物质的蛋白质数量有限的缘故。

(三)几种物质的重吸收

1. Na^+ 和 Cl^- 的重吸收　Na^+ 和 Cl^- 重吸收率约为99%。其中近端小管的重吸收能力最强,占滤过量的65%~70%,其余的分别在肾小管其他各段和集合管重吸收(图8-2)。

Na^+ 以主动重吸收为主。伴随 Na^+ 的重吸收,小管内电位降低而上皮细胞内电位升高,造成了小管液和上皮细胞之间的电位差,Cl^- 被动进入上皮细胞。

2. 葡萄糖的重吸收　原尿中的葡萄糖与血糖浓度相等,但正常情况下终尿中几乎不含葡萄糖,这表明葡萄糖的重吸收率接近100%。葡萄糖的重吸收仅限于近端小管(图8-2),肾小管其他各段对葡萄糖都没有重吸收能力。因此,近端小管如果不能将小管液中的葡萄糖全部重吸收,尿中就会出现葡萄糖。

近端小管对葡萄糖的重吸收具有一定限度,当血糖浓度升高到一定水平时,上皮细胞对葡萄糖的重吸收达到极限,血糖浓度如果继续升高,葡萄糖不能全部被重吸收而随着尿液排出,导致糖尿。尿中出现葡萄糖的最低血糖浓度称为肾糖阈。肾糖阈反映了肾小管上皮细胞对葡萄糖的最大重吸收限度,其正常值为 8.88～9.99 mmol/L。

3. 水的重吸收 水的重吸收率为99%,其中约70%在近端小管重吸收,20%～30%在远曲小管和集合管重吸收。水的重吸收是被动的,通过渗透方式进行。

在近端小管,随着 Na^+、Cl^-、葡萄糖等各种溶质的重吸收,小管液中的水借助溶质重吸收形成的渗透压差进入上皮细胞。由于此段肾小管对水的重吸收是伴随溶质的吸收,所以,近端小管水的重吸收量一般不因机体对水的需求状况而发生改变,属于必需重吸收,正常情况下对尿量没有明显影响。

远曲小管和集合管对水的重吸收率虽然不及近端小管,但其对水的重吸收量可根据机体对水的需求状况接受抗利尿激素的调节,属于调节性重吸收。由于水的重吸收率约为99%,即终尿量只占原尿量的1%,所以,只要重吸收减少1%(重吸收率降为98%),尿量就会增加1倍。正常情况下,调节性重吸收是影响终尿量的关键。

三、肾小管和集合管的分泌

肾小管和集合管的分泌是指肾小管和集合管的上皮细胞将细胞内或血浆中的物质转运至小管液的过程。肾小管和集合管主要分泌 H^+、NH_3 和 K^+ 等。

(一)H^+ 的分泌

近端小管、远曲小管和集合管的上皮细胞都能分泌 H^+,但近端小管分泌 H^+ 的能力最强。

近端小管分泌 H^+ 是通过 H^+-Na^+ 交换实现的。在近端小管,由上皮细胞代谢产生或由小管液进入细胞的 CO_2,在碳酸酐酶的催化下与 H_2O 结合生成 H_2CO_3,进而解离成 HCO_3^- 和 H^+。H^+ 被主动分泌到小管液中,HCO_3^- 则留在上皮细胞内。H^+ 的分泌导致了小管内外的电位变化,Na^+ 被动转移到小管上皮细胞中,这种 H^+ 的分泌与 Na^+ 的重吸收耦联的过程称为 H^+-Na^+ 交换。进入上皮细胞的 Na^+ 很快转移到血液中,HCO_3^- 随着 Na^+ 一起转移入血。这样,上皮细胞每分泌一个 H^+,就会重吸收一个 Na^+ 和一个 HCO_3^- 而形成 $NaHCO_3$(图8-3)。$NaHCO_3$ 是体内重要的"碱贮备",因此,H^+ 的分泌具有排酸保碱、维持体内酸碱平衡的重要作用。

(二)NH_3 的分泌

NH_3 主要由远曲小管和集合管上皮细胞内的谷氨酰胺脱氨基产生。NH_3 是一种脂溶性物质,能通过细胞膜向 pH 低的方向扩散。而 H^+ 的分泌降低了小管液的 pH,促进 NH_3 向小管液中分泌。NH_3 分泌到小管液以后,可与 H^+ 结合生成 NH_4^+,NH_4^+ 进一步与小管液中的 Cl^- 结合,生成 NH_4Cl 随尿排出(图8-3)。

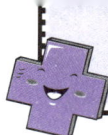

NH_3 的分泌降低小管液中的 H^+ 浓度,促进了 H^+ 的继续分泌。可见,肾小管和集合管 H^+ 的分泌和 NH_3 的分泌之间可以相互促进。故 NH_3 的分泌有间接的排酸保碱、维持酸碱平衡的作用。

(三) K^+ 的分泌

尿中的 K^+ 主要是远曲小管和集合管分泌的。K^+ 的分泌是一种被动过程,与 Na^+ 的主动重吸收密切相关。远曲小管和集合管上皮细胞对 Na^+ 的主动重吸收,造成了管腔内的负电位,K^+ 顺电位梯度从上皮细胞被动进入小管液。这种 Na^+ 的重吸收与 K^+ 的分泌耦联的过程,称为 $K^+ - Na^+$ 交换(图 8-3)。

由于在远曲小管和集合管 K^+ 的分泌和 H^+ 的分泌都是与 Na^+ 的重吸收耦联,故 $K^+ - Na^+$ 交换和 $H^+ - Na^+$ 交换之间具有竞争抑制作用,即当 $H^+ - Na^+$ 交换增多时,$K^+ - Na^+$ 交换减少;而 $K^+ - Na^+$ 交换增多时,$H^+ - Na^+$ 交换减少。在酸中毒的情况下,$H^+ - Na^+$ 交换增多,而 $K^+ - Na^+$ 交换减少,机体排 K^+ 减少,导致高血钾;相反,在碱中毒时,$H^+ - Na^+$ 交换减少,而 $K^+ - Na^+$ 交换增多,机体排 K^+ 增多,导致低血钾。

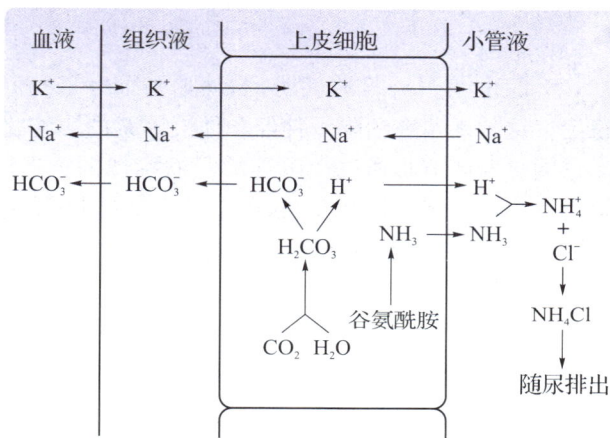

图 8-3 H^+、NH_3、K^+ 分泌关系示意图

第二节 影响尿生成的因素

一、影响肾小球滤过的因素

尿生成是通过肾小球滤过、肾小管和集合管的重吸收以及肾小管和集合管的分泌等三个环节完成的,因此,凡是影响这三个环节的因素都会影响尿的生成。

(一) 肾血流量的改变

肾血流量每分钟为 1 000～1 200 ml,占心输出量的 20%～25%。肾血流量是肾小球滤过的前提。肾血流量增大时,滤过增多;肾血流量减少时,滤过减少。由于安静时肾血流量几乎达到了最大,所以肾血流量的改变主要表现为肾血流量的减少。肾血流量受神经、体液和自身调节的影响。

肾为什么需要如此大的血流量？

肾的重量仅占体重的 0.5%，但每分钟 1 000～1 200 ml 的血流量却占到了心输出量的 20%～25%，因此肾是机体血液供应最丰富的器官。如此大的血流量远远超过肾脏本身的代谢需要。

按照成年人的血量占体重的 7%～8% 计算，60 kg 左右的人，血量为 4 200～4 800 ml。肾每分钟 1 000～1 200 ml 的血流量，差不多 4 分钟就将全身的血液过滤一次，每天过滤全身血液达 360 次之多。肾通过对血液反复地滤过和选择性重吸收，既保留了有用的物质，又清除了代谢废物，实现了对血液的净化，维持了内环境的相对稳定。

1. 自身调节　实验表明，当动脉血压为 80～180 mmHg 时，肾血流量总能保持相对稳定。这种现象在消除了神经和体液因素的影响之后依然存在，故属于自身调节。肾血流量的自身调节是通过肾血管的舒缩实现的。当动脉血压降低时，肾血管舒张，肾血流阻力减小，肾血流量不随动脉血压降低而减少；反之，动脉血压升高时，肾血管收缩，肾血流阻力增大，肾血流量不随动脉血压升高而增多。肾自身调节的意义主要是保证安静状态下肾泌尿活动的正常进行。

2. 神经和体液调节　肾血流量的神经调节主要表现为交感神经兴奋引起的肾血流量减少。而体液因素中，肾上腺素、去甲肾上腺素、血管升压素、血管紧张素等，均可使肾血管收缩，肾血流量减少。在剧烈运动或劳动等生理情况下，交感神经活动增强，肾血流量明显减少；而当机体处于大失血等病理状态时，神经和体液因素的影响使肾血管强烈收缩，肾血流量急剧减少。肾血流量的神经和体液调节的重要意义主要在于使血液重新分配，保证重要器官的血液供应。

（二）有效滤过压的改变

有效滤过压是肾小球滤过的动力，组成有效滤过压的三个因素中，任何一个因素改变，都会影响肾小球的滤过。

1. 肾小球毛细血管血压　由于自身调节使肾血流量保持相对稳定，所以肾小球毛细血管血压和肾小球有效滤过压也变化不大，肾小球滤过也相对稳定。当动脉血压低于 80 mmHg 时，由于肾血管舒张已达极限，故肾血流量将随血压降低而减少，肾小球毛细血管血压和有效滤过压也相应降低，肾小球滤过减少。当动脉血压低于 40 mmHg 时，肾血流量急剧减少，有效滤过压和肾小球滤过率几乎为零，可导致无尿。

2. 血浆胶体渗透压　血浆胶体渗透压一般情况下较为稳定。静脉注射大量生理盐水、严重的营养不良及肝肾疾患均可使血浆蛋白浓度下降，血浆胶体渗透压降低，有效滤过压升高，肾小球滤过增多。

3. 囊内压　正常情况下囊内压变化不大。如果肾盂或输尿管结石、肿瘤压迫等原因使尿路发生梗阻时，囊内压升高，有效滤过压降低，肾小球滤过减少。

（三）滤过膜的改变

1. 滤过膜的面积　某些疾病如急性肾小球肾炎时，由于肾小球毛细血管上皮细

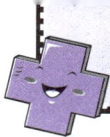

胞增生、肿胀,使得毛细血管腔狭窄甚至完全阻塞,活动的肾小球数目减少,有效滤过膜的面积减小,肾小球滤过减少,导致少尿甚至无尿。

2. 滤过膜的通透性　病理情况下,滤过膜的通透性可因电学屏障或机械屏障作用的削弱而增大,使原来不能通过的蛋白质甚至红细胞滤出,出现蛋白尿或血尿。

二、影响肾小管、集合管重吸收和分泌的因素

(一)小管液溶质浓度

小管液溶质浓度决定小管液的渗透压,而小管液的渗透压是肾小管和集合管重吸收水的阻力。若小管液溶质浓度升高,渗透压随之升高,肾小管和集合管对水的重吸收减少,尿量将增加,这种利尿方式称为渗透性利尿。糖尿病病人的多尿,就是由于血糖浓度超过肾糖阈,小管液中的葡萄糖不能被全部吸收,引起小管液中的葡萄糖增多,小管液渗透压升高,使水的重吸收减少,导致尿量增加。临床上常采用能被肾小球滤过、但不能被肾小管和集合管重吸收的药物如甘露醇等,来提高小管液中的溶质浓度,使水的重吸收减少,达到脱水消肿的目的。

(二)抗利尿激素

抗利尿激素(ADH)在下丘脑视上核和室旁核的神经元胞体合成后,沿神经元的轴突运至神经垂体贮存,并由此释放入血。抗利尿激素的主要生理作用是增加远曲小管和集合管上皮细胞对水的通透性,促进水的重吸收,导致尿量减少,故称抗利尿激素。大剂量抗利尿激素除抗利尿作用外,还能收缩全身小动脉(包括冠状动脉),使外周阻力增大,动脉血压升高,又称血管升压素。调节抗利尿激素释放的主要因素是血浆晶体渗透压和循环血量。

1. 血浆晶体渗透压　血浆晶体渗透压的变化是调节抗利尿激素合成和释放的重要生理因素。在下丘脑视上核和室旁核附近有渗透压感受器,对血浆晶体渗透压的变化非常敏感,可调节抗利尿激素的合成和释放。只要血浆晶体渗透压略有升高或降低,即可引起抗利尿激素的合成和释放发生相应改变。在大量出汗、严重呕吐或腹泻等情况下,由于机体水分丧失过多,血浆晶体渗透压增高,引起渗透压感受器兴奋,抗利尿激素合成和释放增多,远曲小管和集合管对水的重吸收增加,尿量减少,有利于晶体渗透压恢复至正常水平。相反,如果在短时间内大量饮清水,水吸收入血后血液被稀释,血浆晶体渗透压降低,引起渗透压感受器抑制,抗利尿激素合成和释放减少,远曲小管和集合管对水的重吸收减少,尿量增多,使体内多余的水分及时排出体外。这种大量饮入清水引起的抗利尿激素释放减少,尿量明显增多的现象称为水利尿。血浆晶体渗透压的改变对于抗利尿激素合成和释放的调节以及维持体内水平衡有着重要的意义。水利尿的过程为:大量饮水→血浆晶体渗透压降低→渗透压感受器抑制→抗利尿激素合成和释放减少→远曲小管和集合管对水的通透性降低→水的重吸收减少→尿量增多。

2. 循环血量　循环血量的改变可作用于左心房和胸腔大静脉管壁上的容量感受器,反射性地调节抗利尿激素释放。在急性大失血、严重呕吐和腹泻等情况下,循环血量

减少,对容量感受器的刺激减弱,抗利尿激素的合成和释放增多,远曲小管和集合管对水的重吸收增加,尿量减少,有利于血容量的恢复。相反,在大量饮水或补液时,循环血量增加,对容量感受器的刺激增强,抗利尿激素的合成和释放减少,水的重吸收减少,尿量增加,以排出体内多余的水分。

由此可见,血浆晶体渗透压和循环血量的改变都可以通过负反馈机制调节抗利尿激素的释放,从而维持血浆晶体渗透压和血容量的相对稳定(图 8-4)。如果下丘脑或下丘脑垂体束发生病变,可使抗利尿激素合成或释放障碍,导致尿量显著增加,每日可达10 L以上,称为尿崩症。

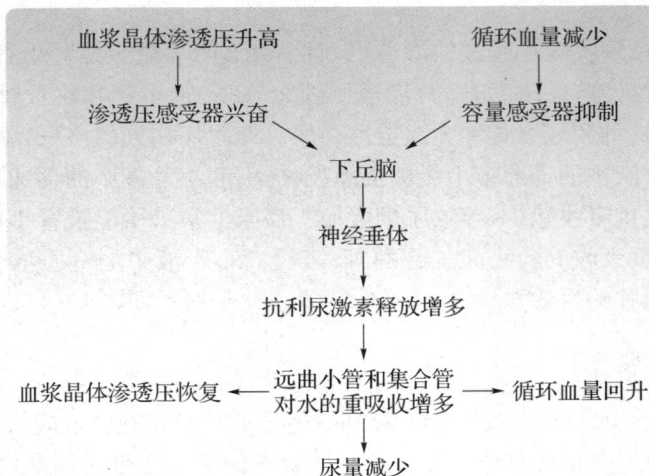

图 8-4 抗利尿激素释放调节示意图

（三）醛固酮

醛固酮是由肾上腺皮质球状带细胞分泌的一种调节水电解质代谢的激素。其主要生理作用是促进远曲小管和集合管对 Na^+ 的重吸收,同时促进 K^+ 的分泌。Na^+ 重吸收增加的同时,还伴有 Cl^- 和水的重吸收增加,因此,醛固酮具有保 Na^+、排 K^+,间接保水的作用,可使血 Na^+ 浓度增高,血 K^+ 浓度降低,尿量减少,血容量增多。

醛固酮的分泌主要受肾素-血管紧张素-醛固酮系统和血 K^+、血 Na^+ 浓度的调节。

1. 肾素-血管紧张素-醛固酮系统　肾缺血时,近球细胞分泌肾素。肾素可将血浆中的血管紧张素原水解为血管紧张素Ⅰ,血管紧张素Ⅰ在转换酶的作用下转变为血管紧张素Ⅱ,血管紧张素Ⅱ可进一步在氨基肽酶的作用下水解为血管紧张素Ⅲ。血管紧张素Ⅰ主要刺激肾上腺髓质,使其分泌肾上腺素和去甲肾上腺素而增强心脏活动;血管紧张素Ⅱ和血管紧张素Ⅲ都具有收缩血管和刺激醛固酮分泌的双重作用,但血管紧张素Ⅱ收缩血管的作用比较强,而血管紧张素Ⅲ主要刺激肾上腺皮质分泌醛固酮。由于肾素的分泌决定了血浆中血管紧张素的浓度,进而决定了血中的醛固酮水平,因此,在肾素、血管紧张素和醛固酮之间构成了一个彼此联系的功能系统,称为肾素-血管紧张素-醛固酮系统(图 8-5)。

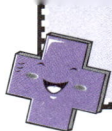

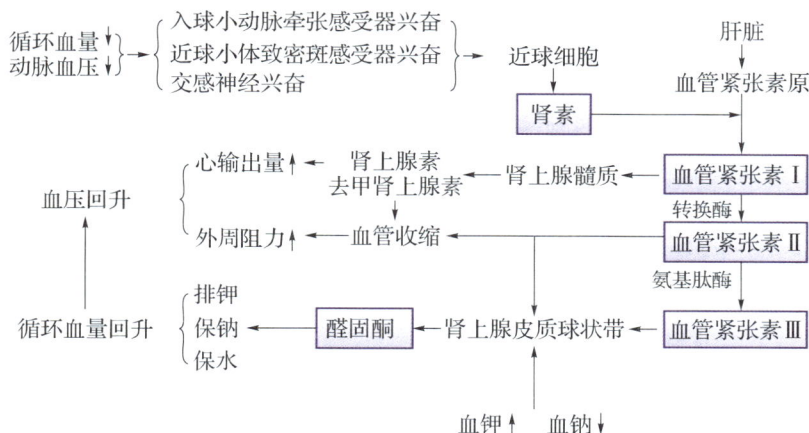

图 8－5　醛固酮分泌调节示意图

2. 血 K^+、血 Na^+ 浓度　血 K^+ 浓度升高或血 Na^+ 浓度降低,均可直接刺激肾上腺皮质球状带分泌醛固酮,促进保 Na^+ 排 K^+(图 8－5)。

除了上述因素外,近端小管的重吸收还与肾小球滤过之间存在着比较稳定的关系。无论肾小球滤过率是增加还是减少,近端小管重吸收量始终占滤过率的 $65\%\sim70\%$,这种现象称为球管平衡。其生理意义在于使尿中排出的 Na^+ 和水不会随肾小球滤过率的增减而发生大幅度变动,维持体内的水钠平衡。球管平衡在某些情况下可被打破,如渗透性利尿时,小管液溶质渗透压升高妨碍了水的重吸收,虽然肾小球滤过率不变,近端小管重吸收率可小于 70%,尿量和尿 Na^+ 排出明显增多。

第三节　尿液及其排放

一、尿　液

(一)尿量

正常成年人每昼夜尿量为 $1\sim2$ L,平均 1.5 L。尿量的多少取决于机体的摄水量和其他途径的排水量。每昼夜尿量维持在 2.5 L 以上,称为多尿;一昼夜尿量介于 0.1 L 与 0.5 L 之间,称为少尿;一昼夜尿量不足 0.1 L,称为无尿。正常人每天代谢产生的固体代谢终产物至少要溶解在 0.5 L 尿液中才能排出。少尿和无尿会使代谢终产物因排出不畅而在体内积蓄,严重时可导致尿毒症;多尿则可使机体水分大量丧失,导致脱水。这些病理情况都会破坏内环境稳态,严重时危及生命。

(二)尿液的理化性质

1. 颜色　正常新鲜尿液为淡黄色透明液体。尿液颜色主要来自胆色素的代谢产物。大量饮水后,尿液被稀释,颜色变淡;机体缺水时,尿量减少,尿液浓缩,颜色变深。

🔵 尿液颜色的变化

尿液的颜色在生理或病理情况下可以发生改变。如食用大量胡萝卜或维生素B_2,尿液呈亮黄色;尿路结石、急性肾小球肾炎、肾肿瘤、肾结核等可出现血尿;输血反应、蚕豆病等,尿液呈浓茶色或酱油色称血红蛋白尿;阻塞性黄疸、肝细胞性黄疸等情况下,尿中含有大量的胆红素时,尿液呈深黄色称胆红素尿;丝虫病人尿液呈乳白色称乳糜尿。

2. 渗透压　尿液渗透压一般高于血浆渗透压,尿液的渗透压低于血浆渗透压时称为低渗尿,尿液渗透压高于血浆渗透压时称为高渗尿。一般情况下,机体排出的都是不同程度的高渗尿。

3. 酸碱度　荤素杂食者的尿液通常为酸性,pH 值介于 5.0 与 7.0 之间。素食者因植物酸可在体内氧化,酸性产物较少,故尿液呈碱性。

(三) 尿液的化学成分

尿液的主要成分是水,占 95%～97%,溶质占 3%～5%,正常尿液中的溶质主要是电解质和非蛋白含氮化合物。电解质中以 Na^+、Cl^- 含量最多,非蛋白含氮化合物中则以尿素为主。此外,正常尿中还含有微量的糖、蛋白质、酮体等,但一般不易检出。

二、尿的排放

原尿经肾小管和集合管的重吸收和分泌后形成终尿,由集合管汇入乳头管,再经肾盏进入肾盂,最后通过输尿管输送到膀胱贮存。

尿的生成是一个连续的过程,而膀胱的排尿是间歇的。正常人膀胱内贮存的尿量达 100～150 ml 时,开始有膀胱充盈感;尿量达 200 ml 及以上时,则产生尿意;当膀胱内尿量达 400～500 ml 时,膀胱内压会明显上升,引起排尿活动。

(一) 排尿反射

当膀胱内尿量达 400～500 ml 时,由于膀胱内的压力明显升高,膀胱壁上的牵张感受器兴奋,冲动沿盆神经传入纤维到达脊髓骶段的初级排尿中枢,进而上行到达大脑皮质高级排尿中枢,引起尿意。如果环境条件不许可,大脑皮质高级排尿中枢将发出抑制性冲动到达脊髓,使初级排尿中枢活动减弱,排尿反射则暂时中断。如环境条件许可,大脑皮质高级排尿中枢则发出兴奋性冲动达到脊髓,加强初级排尿中枢的活动,使盆神经兴奋,引起膀胱逼尿肌收缩,尿道内括约肌舒张;阴部神经抑制,使尿道外括约肌舒张,尿液排出。尿液流经后尿道时,刺激后尿道壁上的感受器,进一步反射性地加强脊髓初级排尿中枢的活动(图 8-6)。这种正反馈调节使排尿反射不断加强,直至膀胱内尿液排完为止。

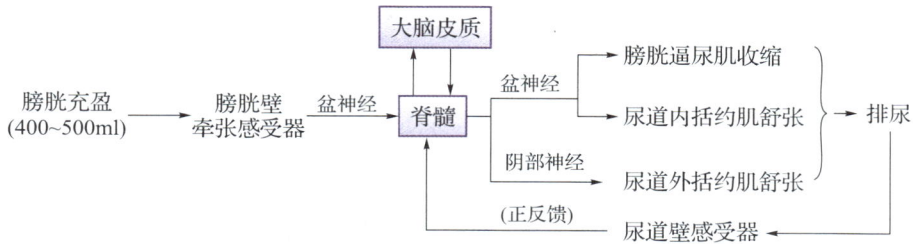

图 8-6　排尿反射过程示意图

　　婴幼儿的大脑皮质发育不够完善,对脊髓初级排尿中枢的控制能力较弱,因此排尿次数较多,且易发生夜间遗尿。

(二) 排尿异常

　　1. **尿频**　尿意频繁、排尿次数多称为尿频。多为膀胱内炎症或机械刺激(如膀胱炎、膀胱结石等)引起。上述病因在引起尿频的同时,还可引起尿急和尿痛,称尿路刺激征。

　　2. **尿潴留**　膀胱内充满尿液但不能自行排出,称为尿潴留。尿潴留多为脊髓初级排尿中枢功能障碍或尿道阻塞等所致。

　　3. **尿失禁**　排尿失去意识控制称为尿失禁。多见于脊髓损伤,使排尿反射的初级中枢与高级中枢联系中断而引起。

（罗桂霞）

第九章　感觉器官

感觉是事物在人脑主观上的反映。人之所以能接受体内外环境中的各种刺激形成感觉,是由于刺激首先作用于机体的感受器或感觉器官,再转变为相应的神经冲动,沿一定的神经传入通路到达大脑皮质的特定部位,从而产生一定的感觉。各种感觉都是通过特定的感受器或感觉器官、传入神经和大脑皮质的共同活动而产生的。

第一节　概　述

一、感受器和感觉器官

感受器是指分布在体表或体内的专门感受机体内外环境变化的结构或装置。如感觉神经末梢、视网膜上感光细胞等。感觉器官除含感受器外,还包括一些有利于感受刺激的附属结构。人体最主要的感觉器官有眼(视觉)、耳(听觉)和前庭器官(平衡觉)等。

人体的感受器种类繁多,根据部位的不同可分为外感受器和内感受器。外感受器分布于体表,感受外环境的信息变化,如声、光、触、味等感受器;内感受器存在于体内器官组织中,感受内环境的各种变化,如颈动脉窦压力感受器、肺牵张感受器等。根据接受刺激性质的不同,感受器又可分为机械感受器、化学感受器、温度感受器、光感受器等。

二、感受器的一般生理特性

(一)适宜刺激

各种感受器都有其最敏感的刺激形式,这种形式的刺激即为该感受器的适宜刺激。如视网膜感光细胞的适宜刺激是一定波长的光波;耳蜗毛细胞的适宜刺激是一定频率的声波。适宜刺激必须达到阈强度,才能引起感觉。

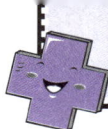

（二）换能作用

感受器能将各种刺激的能量,如机械能、光能、热能及化学能等,转变为生物电能,以神经冲动形式传入中枢,这种作用称为换能作用。因此可以把感受器看成生物换能器。

（三）编码功能

感受器在感受刺激的过程中,不仅是能量的形式发生了转换,更重要的是把刺激所包含的信息也转移到动作电位的序列之中,这就是感受器的编码功能。感受器如何将不同刺激信息在传入神经的电信号序列中进行编码,机制目前尚不清楚。

（四）适应现象

当某一恒定强度的刺激持续作用于某种感受器时,感受器对该刺激的敏感性逐渐降低,表现为感觉传入神经冲动的频率逐渐下降,主观感受也随之减弱,称为感受器的适应现象。各种感受器的适应快慢不同,如触觉、嗅觉感受器适应很快,有利于机体不断接受新刺激;而痛觉感受器不容易产生适应,对机体有保护作用。

第二节 视觉器官

视觉是通过视觉系统活动而产生的一种特殊感觉。人的视觉是通过眼、视神经和视觉中枢共同活动产生的。

眼是由含有感光细胞的视网膜和作为附属结构的折光系统两大部分组成。人眼的适宜刺激波长为 $380 \sim 760$ nm 的电磁波,在这个可见光谱的范围内,光线经过眼的折光系统发生折射,在视网膜上形成物像;视网膜中的感光细胞感受光刺激后,通过换能作用把光能转变成视神经上的动作电位,再通过视神经传入视觉中枢,从而产生视觉。研究表明,在人脑所获得的外界信息中,至少有 70% 以上来自视觉。因此,眼是人体最重要的感觉器官。

一、眼的折光功能

（一）眼的折光系统与成像

眼的折光系统是一个复杂的光学系统,包括角膜、房水、晶状体、玻璃体四种折光率不同的折光体,而且它们的曲率半径也不一致,所以,光线通过眼需要经过多次折射。其中晶状体的折光率最大,又能改变凸度大小,因此,它是折光系统中最重要的一个折光体。眼折光成像的原理与凸透镜成像的原理基本相似,但要复杂得多。为便于理解,通常用简化眼说明折光系统的功能(图 9-1)。

简化眼设定眼球由一个前后径为 20 mm 的单球面的折光体构成,眼内容物均匀,折光率为 1.33。角膜的曲率半径为 5 mm(折光体的节点 n 到前表面的距离),后主焦点在节点后15 mm处,相当于视网膜的位置。由于 6 m 以外的物体发出的光线入眼时接近于平行,因此,可在视网膜上聚焦并形成一个倒立缩小的实像,通过大脑皮质调整作用形成正立视觉。

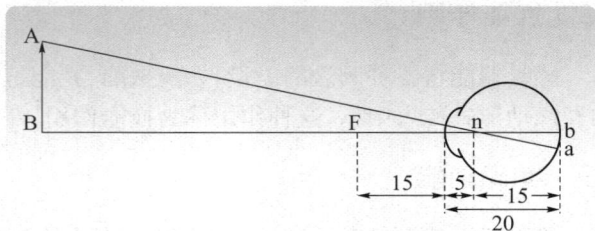

图 9-1　简化眼及其成像示意图

(二)眼的调节

正常人眼在安静状态下看 6 m 以外的远物时,由于物体发出的光线入眼时近似平行光线,经折射后正好成像在视网膜上,所以不需要调节即可看清物体。通常把眼在静息状态下所能看清物体的最远距离称为远点。但看 6 m 以内的物体时,由于距离移近,入眼光线由平行变为辐散,经折射后聚焦在视网膜的后方,不能在视网膜上清晰成像。为使 6 m 以内的物体成像清楚,眼会发生相应的调节反应,使物像能够清晰地成像在视网膜上。通常把眼作最大调节后所能看清物体的最近距离称为近点。视近物时眼的调节反应包括晶状体变凸、瞳孔缩小和双眼会聚三个方面。

1. 晶状体的调节　晶状体呈双凸形,富有弹性。其周边部借睫状小带与睫状体相连。晶状体的凸度可随睫状肌的舒缩而改变。看远物或眼处于静息状态时,睫状肌的辐射状肌纤维处于收缩状态,睫状体拉紧睫状小带,晶状体因受拉而扁平,折光力减弱,远处物体成像在视网膜上。当看 6 m 以内的物体时,物像后移,视网膜感光细胞感受到模糊的物像,反射性地引起睫状肌的环状纤维收缩,睫状小带松弛,晶状体由于其自身的弹性而变凸,折光力增大,从而使物像前移,成像在视网膜上(图 9-2)。

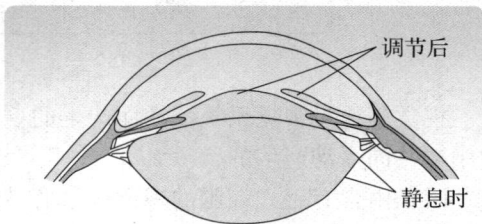

图 9-2　视近物时晶状体和瞳孔调节

人眼看近物时的调节能力主要决定于晶状体的调节,调节力的大小取决于晶状体的弹性。晶状体的弹性与年龄有密切关系,年龄越大,晶状体弹性越差,眼的调节能力越弱。例如,10 岁左右儿童的近点平均为 8.3 cm,20 岁左右的成人约为 11.8 cm,一般人在40 岁以后,眼的调节能力显著减退,表现为近点远移,60 岁时近点可增至 80 cm 或更远。这时看远物正常,看近物不清楚,称为老视,即通常所说的老花眼。这种由于年龄增长所致的生理性调节能力减弱,可佩戴适宜的凸透镜进行矫正。

2. 瞳孔的调节　正常人瞳孔的直径为 1.5~8 mm。生理状态下有两种情况可改变瞳孔大小:一种是物体移近时,与晶状体变凸的同时,出现瞳孔缩小,以限制进入眼球的光量。这种视近物时瞳孔缩小的反应,称为瞳孔近反射或瞳孔调节反射。另一种情况是强光照射眼时,瞳孔缩小,在强光离开眼后瞳孔则开大,这种瞳孔大小随着入眼光量的强弱而发生的变化称为瞳孔对光反射,其效应是双侧的。瞳孔对光反射的中枢位于中脑,临床上常把它作为判断中枢神经系统病变部位、麻醉的深度和病情危重程度的重要指标。

3. 双眼会聚　当双眼注视一个由远移近的物体时,在出现瞳孔缩小的同时,可见两眼球同时向鼻侧聚合现象,称为双眼会聚。双眼会聚可使物体成像于双侧视网膜的对称点上,避免复视,从而产生清晰的视觉。

(三)眼的折光异常(屈光不正)

对于视力正常的眼睛而言,来自远处的平行光线入眼折射后正好聚焦在视网膜上,因而能看清远处的物体。视近物时,只要物距不小于近点的距离,经过调节也可以看清楚。但有些人因眼球的形态或折光系统发生异常,致使平行光线不能在视网膜上聚焦成像,这种现象称为折光异常(或称屈光不正)。常见的有近视、远视和散光三种(图9-3),其主要原因和矫正方法见表9-1。

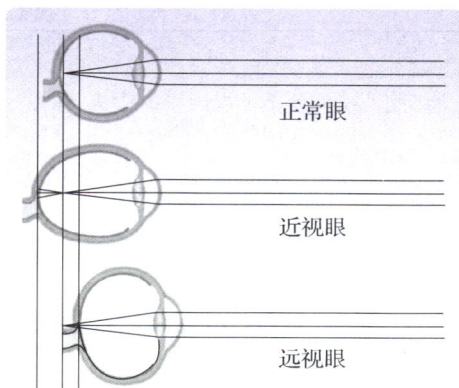

图9-3　眼的折光异常及其矫正示意图

表9-1　三种折光异常的比较

折光异常	产生原因	矫正方法
近视	眼球前后径过长或折光力过强,物体成像于视网膜之前	佩戴适当凹透镜
远视	眼球前后径过短或折光力过弱,物体成像于视网膜之后	佩戴适当凸透镜
散光	角膜经纬线曲率半径不一致,不能在视网膜上清晰成像	佩戴与角膜曲率相反的圆柱形透镜

近视的形成与预防

一般认为,近视大多是由于不良的用眼习惯造成的。如长时间近距离读写或作业、照明条件不良、字迹过小或在摇晃不定的车厢内阅读等,使眼持续处于过度的调节状态或调节痉挛,从而促使近视的发生。

预防近视,要养成良好的用眼习惯,看书写字姿势要正确,眼与书本之间应保持一定的距离,看书时间不宜过长。不要看字体太小或字迹模糊的书报,不要趴在桌上、躺在床上或在走路时看书,不要歪着头看书或写字,不要在过强或暗淡的光线下看书,因为这些不良习惯都会降低视力。

二、眼的感光功能

视网膜上有两种感光细胞:视杆细胞和视锥细胞。两种感光细胞在视网膜上的分布不同,视杆细胞主要分布在视网膜周边;视锥细胞则集中在视网膜的中央,在黄斑中心的中央凹处仅有视锥细胞。视网膜上,视神经穿出眼球的部位(视神经盘或视乳头)没有感光细胞,在视野中形成生理盲点。

视杆细胞对光的敏感性较高,可感受弱光刺激而引起视觉,但无色觉,只能辨别明暗,视物精确性差。视锥细胞对光的敏感性较差,只有在强光刺激下才能兴奋,但可辨别颜色,对物体微细结构的分辨力强,视物精确性高。视锥细胞与视杆细胞的比较见表9-2。

表 9-2　视锥细胞与视杆细胞的比较

细　胞	分　布	特　点	功　能
视锥细胞	主要分布于视网膜的中央,黄斑的中央凹最为密集	对光的敏感性低,主要接受强光刺激,可辨别颜色	司昼光觉、色觉
视杆细胞	主要分布于视网膜的周边	对光的敏感性高,主要接受暗光刺激,不能辨别颜色	司暗光觉

三、与视觉有关的几种生理现象

(一)视力

　　视力也称视敏度,是指眼对物体细微结构的分辨能力,也就是分辨物体上两点之间最小距离的能力。视力通常以视角大小为指标,物体上两点发出的光线射入眼球时在节点交叉形成夹角称为视角(图9-4)。物体越近,视角越大;反之,视角越小。视角为1′(1/60°)时,视网膜上的物像大约5 μm,相当于一个视锥细胞的平均直径。此时物像两点之间正好隔着一个未被兴奋的视锥细胞,因此可分辨两点间距离。视角为1′的物像能被辨认,表明视力正常。1′视角的视力为对数视力表上的5.0(相当于国际标准视力表1.0)。

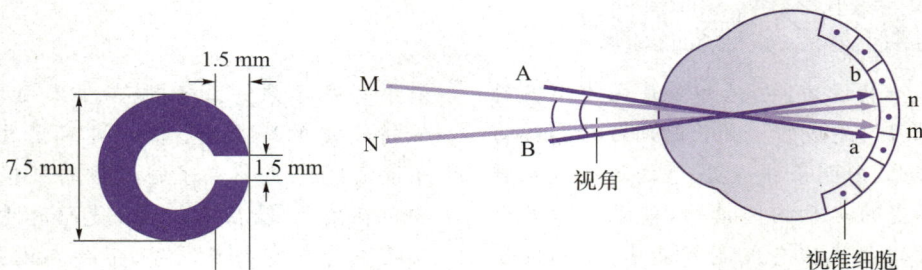

图 9-4　视力与视角示意图

(二)视野

　　用单眼固定注视正前方一点时,该眼所能看见的空间范围称为视野。用视野计可绘出视野图。视野受面部结构影响,鼻侧和上侧视野较小,颞侧和下侧视野较大。在同一光照条件下,颜色不同,视野也不一致。白色视野最大,蓝、红、绿色视野依次递减(图9-5)。视野检查对眼部和中枢神经系统的病变有一定的参考价值。

(三)暗适应和明适应

　　1. 暗适应　当人从明亮的环境中突然进入暗处时,最初看不清物体,经过一定时间后,视觉逐渐恢复,能渐渐看到暗处的物体,这种现象称为暗适应。

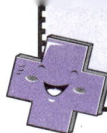

由于在亮处视杆细胞中的视紫红质大量分解,所以人从明亮的环境中突然进入暗处时,视杆细胞中视紫红质余量很少,不足以引起兴奋。但进入暗处后,视杆细胞中视紫红质迅速合成,对光的敏感性提高,从而恢复在暗处的视觉。因此,暗适应是视紫红质的合成过程。

2. 明适应 当人从暗处突然进入明亮环境中时,最初感到耀眼的光亮,看不清物体,稍待片刻后才能恢复视觉,这种现象称为明适应。

明适应的产生是由于人在暗处时,视杆细胞内合成了大量视紫红质,由于视紫红质对光敏感,在明亮处遇强光迅速分解,因而产生耀眼的光感。当视杆细胞中的视紫红质分解减少后,视锥细胞才发挥在亮光下的感光功能,恢复在亮处的视觉。因此,明适应是视紫红质的分解过程。

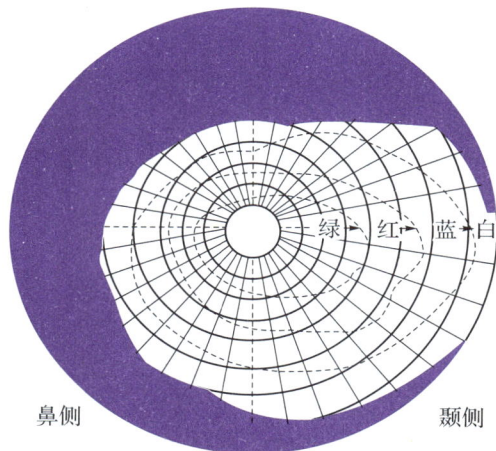

图 9-5 人右眼视野图

第三节 听觉器官

听觉器官由外耳、中耳和内耳的耳蜗组成。外耳和中耳构成传音系统。耳蜗具有感音换能作用。声波经外耳、中耳传到耳蜗感音装置,通过听觉感受器的换能作用使听神经兴奋,神经冲动沿听觉传导路上传至大脑皮质听觉中枢引起听觉。

一、外耳和中耳的功能

(一)外耳的功能

外耳由耳郭和外耳道组成。耳郭的形状有利于收集声波,还可以帮助判断声源的方向。外耳道是声波传导的通路,同时还起到共鸣腔的作用。

(二)中耳的功能

中耳由鼓膜、听小骨、鼓室和咽鼓管等结构组成。鼓膜、听小骨和内耳卵圆窗之间的联系构成了声音从外耳传向内耳的主要通路。中耳的主要功能是将空气中的声波振动高效地传递到内耳淋巴液,其中鼓膜和听小骨在声音的传递过程中起着重要作用。鼓膜是一个弹性好、有一定张力的膜,呈漏斗形,为外耳道与中耳的交界。鼓膜能随声波同步振动,没有余振,因而能将声波如实地传向内耳。

听小骨有三块,从外向内分别为锤骨、砧骨和镫骨,它们依次连接形成听骨链,构成了一个杠杆系统。听骨链通过杠杆作用能把鼓膜的高幅低强度的振动转变为低幅高强

97

度的振动并传向卵圆窗。通过听骨链的声波传导,既有增压作用,又可避免对内耳的损伤。

咽鼓管是连接咽腔与鼓室的通道,其鼻咽部的开口常处于闭合状态,在吞咽、打哈欠时开放。咽鼓管的主要功能是调节鼓室内的压力,使之与外界大气压保持平衡,这对于维持鼓膜的正常位置、形状和振动性能有重要意义。鼻咽部炎症导致咽鼓管阻塞后,鼓室内的空气被吸收,可造成鼓膜内陷,影响听力。

(三) 声波传入内耳的途径

声波传入内耳的途径有气传导和骨传导两种,正常情况下以气传导为主。

1. 气传导　声波经外耳道引起鼓膜振动,再经听骨链和卵圆窗膜进入耳蜗,这一条声音传导的途径称为气传导,是声波传导的主要途径。另外,鼓膜的振动也可引起鼓室内空气的振动,再经圆窗(蜗窗)传入内耳。这条传导途径在正常情况下作用不大,只是当听骨链有病变时,才可发挥一定的传音作用,但此时的听力较正常时大为减弱。

2. 骨传导　声波直接引起颅骨的振动,再引起位于颞骨骨质中的耳蜗内淋巴液的振动,这条传导途径称为骨传导。骨传导的敏感性比气传导低得多,因此在正常听觉中作用甚微。但是当鼓膜或鼓室病变引起气传导障碍时,骨传导却不受影响,甚至相对增强。当耳蜗病变时,气传导和骨传导都将同样受损。因此,临床上通过检查气传导和骨传导受损的情况,可以帮助判断听觉异常的产生部位和原因。

二、内耳耳蜗的功能

内耳又称迷路,由耳蜗和前庭器官组成。耳蜗的功能是把传到耳蜗的机械振动转变为听神经的神经冲动,上传至听觉中枢,产生听觉。

1. 耳蜗的基本结构　耳蜗是一个形似蜗牛壳的骨管,管腔内被前庭膜和基底膜分隔为三部分,分别称为前庭阶、蜗管和鼓阶(图9-6),三个管道中充满淋巴液。前庭阶与鼓阶内为外淋巴,在耳蜗顶部有蜗孔相通;蜗管是一个充满内淋巴的盲管。前庭阶底端有卵圆窗,鼓阶底端有圆窗,各有膜与中耳鼓室相接。基底膜上有声音感受器——螺旋器(Corti器)。螺旋器由内、外毛细胞和支持细胞等组成。毛细胞与耳蜗神经相连,毛细胞表面有听纤毛,称为听毛。听毛上方为盖膜,盖膜悬浮于内淋巴中。

2. 耳蜗的感音换能作用　声波不论是从卵圆窗或蜗窗传入内耳,都可引起基底膜振动。基底膜振动时,排列在它上面的螺旋器也发生相应的振动,使毛细胞和盖膜的相对位置不断发生变化,毛细胞因此而兴奋,通过换能作用将声波振动的机械能转变为毛细胞膜的电位变化,触发听神经产生动作电位。

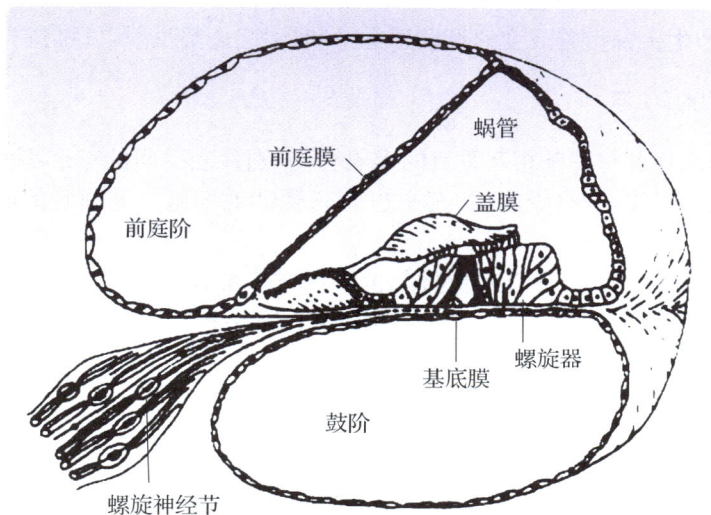

图 9-6 耳蜗管的横切面图

听觉功能障碍

听觉功能障碍可因病损部位不同分为三种类型：①传音性耳聋。由鼓膜或听骨链功能障碍引起。这时，气传导明显受损，骨传导影响不大。②感音性耳聋。由耳蜗病变、螺旋器和蜗神经引起。这时，气传导、骨传导均明显受损。③中枢性耳聋。由各级听觉中枢或其传导通路上的病变所引起。

在以上三种类型的听觉功能障碍中，最常见的是传音性耳聋。因此，应注意避免中耳疾患、外力损伤、环境噪声等对鼓膜和听骨链的损害。

第四节 前庭器官

内耳的前庭器官由前庭和半规管组成，是运动觉和头部位置觉的感受器，在保持身体平衡中起重要作用。

一、前庭器官的位置觉和运动觉功能

（一）前庭的功能

前庭包括椭圆囊和球囊，其内各有一囊斑，囊斑中有感受性毛细胞，毛细胞的基底部有前庭神经分布。

囊斑是头部位置及直线变速运动的感受器。当人头部位置改变或作直线变速运动时，由于惯性及重力作用引起内淋巴振动，刺激毛细胞使之兴奋。其神经冲动经前庭神经传入中枢，产生头部位置或变速运动感觉，同时引起姿势反射，以维持身体平衡。

（二）半规管的功能

人体两侧内耳各有三条相互垂直的半规管，分别代表空间的三个平面。每条半规管一端都有膨大的壶腹，内有壶腹嵴，其中也有感受性毛细胞。毛细胞的底部与前庭神经末梢相连。

壶腹嵴是旋转变速运动的感受器。当身体或头部作旋转变速运动时，由于惯性作用，刺激毛细胞使之兴奋，神经冲动经前庭神经传入中枢，产生旋转感觉，并引起姿势反射，以维持身体平衡。

二、前庭反应

前庭器官受刺激而兴奋时，除引起位置觉和运动觉外，还能引起各种姿势反射、眩晕、平衡失调、眼震颤和自主神经功能的改变，这些现象统称为前庭反应。例如，乘电梯突然上升时，下肢伸肌抑制而屈曲；相反，电梯突然下降时，伸肌收缩而下肢伸直。这都是前庭器官的姿势反射，其意义是维持机体一定的姿势和保持身体平衡。若对前庭器官的刺激过强或刺激时间较长，便会引起恶心、呕吐、眩晕和皮肤苍白等反应，称为前庭自主神经反应。对于前庭器官功能过度敏感的人，即便一般的前庭刺激，也会引起强烈的自主神经反应，导致晕车、晕船、航空病等。前庭反应中最特殊的是躯体旋转运动时引起的眼球运动，称为眼震颤。眼震颤是眼球不自主的节律性运动，慢动相（双侧眼球缓慢移动）的方向与旋转方向相反，而快动相（双侧眼球快速移动）的方向与旋转方向一致。眼震颤常被用来判断前庭功能是否正常。

（朱洁平）

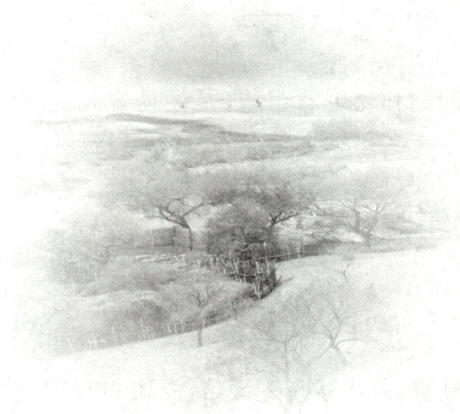

第十章 神经系统

人类的各种活动之所以能协调统一,是与神经系统的调节功能是分不开的。神经系统不仅可以调节人体的各种活动,使之相互协调成为统一的整体,还可以使机体更好地适应内外环境的变化,维持生命活动的正常进行。神经系统分为中枢神经系统和周围神经系统两大部分。本章主要介绍中枢神经系统的生理功能。

第一节 神经系统活动的一般规律

一、神经纤维兴奋传导的特征

神经细胞又称神经元,是神经系统的结构和功能的基本单位。神经元大致分为胞体和突起两大部分,突起又分树突和轴突两种。轴突外面包有髓鞘或神经膜,成为神经纤维。神经纤维的末端称为神经末梢。

神经纤维的主要功能是传导兴奋。在神经纤维上传导的兴奋或动作电位称为神经冲动。神经纤维对兴奋的传导具有以下特征:

1. 生理完整性 神经纤维只有在结构和功能上都完整时才能实现传导兴奋的功能。如果生理完整性受到破坏,如被切断或应用局部麻醉药,神经纤维对兴奋的传导将发生障碍。

2. 绝缘性 一根神经干中含有许多神经纤维,其中多根神经纤维同时传导兴奋时,神经纤维之间基本上互不干扰。神经纤维的这种对兴奋传导彼此隔绝的特性称为绝缘性。

3. 双向性 用阈上刺激作用于神经纤维上的任何一点引起的兴奋,可同时向纤维两端传导。

4. 相对不疲劳性 连续受到数小时甚至十几小时的电刺激,神经纤维仍能保持传导兴奋的能力,不容易发生疲劳。

二、神经元间的信息传递

神经系统对躯体功能的调节是通过反射活动来实现的,反射的结构基础是反射弧,构成反射弧的各神经元之间都通过一种特殊的结构传递信息,这种结构就是突触。

(一)突触

突触是指神经元之间相互接触并传递信息的部位。经典的突触由突触前膜、突触后膜和突触间隙三部分组成(图10-1)。

(二)突触传递

突触前神经元的信息通过突触,传递给突触后神经元的过程称为突触传递。其基本过程是:动作电位沿着突触前神经元的轴突传递至末梢→突触前膜去极化→细胞外 Ca^{2+} 进入突触前末梢→突触小泡内递质释放入突触间隙→递质与突触后膜相应受体结合→突触后膜对某些离子的通透性发生改变→突触后膜发生去极化或超极化→突触后神经元兴奋或抑制。至此,突触前神经元的信息传递给突触后神经元。

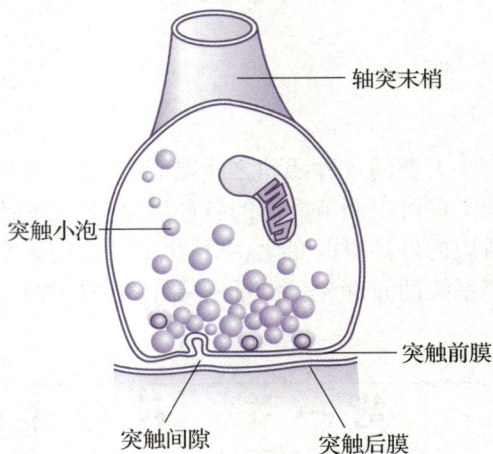

图10-1 突触结构示意图

轴突末梢
突触小泡
突触前膜
突触间隙
突触后膜

⊙ 神经递质

神经递质是指神经末梢释放的能够传递信息的化学物质,它能作用于相应的神经元或效应器细胞膜上的受体,实现信息传递功能。神经递质的种类很多,根据其释放的部位不同,一般可分为外周神经递质和中枢神经递质两大类。中枢神经递质比外周神经递质复杂,外周神经递质主要有乙酰胆碱和去甲肾上腺素。

三、中枢兴奋传递的特征

反射弧中枢部分的兴奋传递,常需要通过一次以上的突触传递。由于突触结构和神经递质等方面的原因,突触兴奋传递明显不同于神经纤维上的兴奋传导,主要表现出以下特征。

1. 单向传递 兴奋在神经纤维上的传导是双向性的,但通过突触时只能由突触前膜向突触后膜传递,这是由突触的结构决定的。在反射活动中,兴奋只能向一个方向传递,即由传入神经元传向反射中枢,再经传出神经元至效应器。

2. 中枢延搁 兴奋通过中枢的突触时,要经历递质的释放、扩散、与突触后膜受体

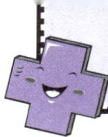

结合等一系列过程,因而耗时较长,这种现象称为中枢延搁。在反射活动中,通过的突触数目越多,反射所需时间就越长。

3. 总和　在反射活动中,单根神经纤维的传入冲动一般不能使中枢发出传出效应;多根神经纤维的传入冲动同时达到同一中枢时才能产生传出效应。

4. 兴奋节律的改变　在反射活动中,传出神经和传入神经的冲动频率并不相同。说明中枢可以改变兴奋的节律。这是因为突触后神经元常同时接受多个突触前神经元的信号传递,突触后神经元自身状态也可能不同。因此,最后传出冲动的节律取决于各种影响因素的综合效应。

5. 后发放　在反射活动中,当刺激停止后,传出神经仍继续发放冲动,使反射活动仍持续一段时间,这种现象称为后发放。

6. 对内环境变化敏感和容易发生疲劳　突触间隙与细胞外液相通,因此内环境理化因素的变化,如缺氧、麻醉药及某些药物均可影响突触传递。另外,突触传递相对容易发生疲劳,这可能与递质的耗竭有关。

第二节　神经系统的感觉功能

刺激作用于人体的各种感受器,感受器把刺激转换成传入神经的动作电位,通过感觉传导通路逐级上传到大脑皮质特定部位,最后经过大脑皮质对传入的信息进行分析、整合,引起各种感觉。

一、脊髓的感觉传导功能

由反射弧的传入神经元传入的神经冲动,除小部分通过脑神经传入中枢外,大部分都经脊神经后角进入脊髓,由脊髓上传至大脑皮质。

二、丘脑的感觉投射系统

丘脑是由大量神经元组成的灰质团块,除嗅觉以外的各种感觉传导通路都在此交换神经元,之后投射到大脑皮质,因此,丘脑是感觉的换元站。此外,丘脑也能对感觉进行粗略的分析和综合。

由丘脑投射到大脑皮质的感觉投射系统,根据特征不同分为特异性投射系统和非特异性投射系统两种(图10-2)。

1. 特异性投射系统　除嗅觉以外的人体各种感觉传入冲动,经脊髓、脑干上行到丘脑,更换神经元后,发出特异性投射纤维,将冲动投射到大脑皮质的特定感觉区,这一投射系统称为特异性投射系统。特异性投射系统中的每种感觉的投射路径都是专一的，即刺激作用部位与大脑皮质感觉区之间具有点对点的投射关系。该系统的功能是引起特定的感觉，并激发大脑皮质发放传出冲动（表10－1）。

2. 非特异性投射系统 特异性投射纤维经过脑干时，发出许多侧支与脑干网状结构的神经元发生多突触联系，抵达丘脑更换元神经元后，再发出特异性纤维，弥散性地投射到大脑皮质的广泛区域。由于它不具有点对点的投射关系，失去了专一性，成为不同感觉的共同上传途

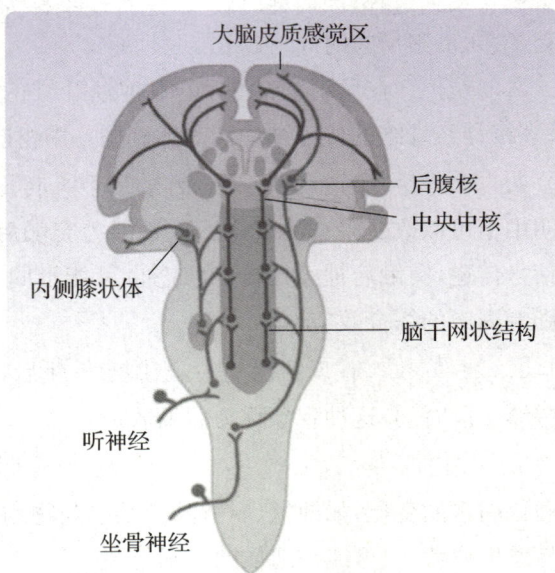

图 10－2 感觉投射系统示意图

径，故将此投射系统称为非特异性投射系统。非特异性投射系统主要功能是维持和改变大脑皮质的兴奋状态，使机体保持觉醒（表10－1）。

表 10－1 特异性投射系统与非特异性投射系统的比较

不同点	特异性投射系统	非特异性投射系统
突触联系	较少突触联系	多突触联系
投射关系	点对点投射	弥散性投射
传导途径	专一	共同上行通路
投射区域	大脑皮质的特定区域	大脑皮质的广泛区域
主要功能	引起特定感觉，并激发大脑皮质发放传出冲动	维持和改变大脑皮质的兴奋状态，使机体保持觉醒

上行激动系统

动物实验证明，在脑干网状结构内存在具有上行唤醒作用的功能系统，即脑干网状结构上行激动系统。这一系统受损可导致动物昏睡不醒，电刺激此处可唤醒动物。目前认为，这种上行激动作用，主要通过丘脑非特异性投射系统实现。这一系统是多突触联系，易受药物影响。巴比妥类药物的镇静、催眠作用，可能就是因为阻断了上行激动系统的传导作用。

三、大脑皮质的感觉分析功能

不同部位的感觉投射到大脑皮质的不同区域,大脑皮质对各种感觉传入冲动进行精细地分析和综合,从而产生相应的意识感觉。大脑皮质是分析各种感觉的最高级中枢。

(一)体表感觉区

大脑皮质的中央后回是最主要的体表感觉区。其投射规律是:①躯干和四肢部分的感觉纤维左右交叉投射,但头面部感觉的投射是双侧性的;②感觉区的空间定位是倒置的,但头面部本身的定位是正立的;③代表区的大小与不同体表部位的感觉灵敏度呈正相关(图 10－3)。

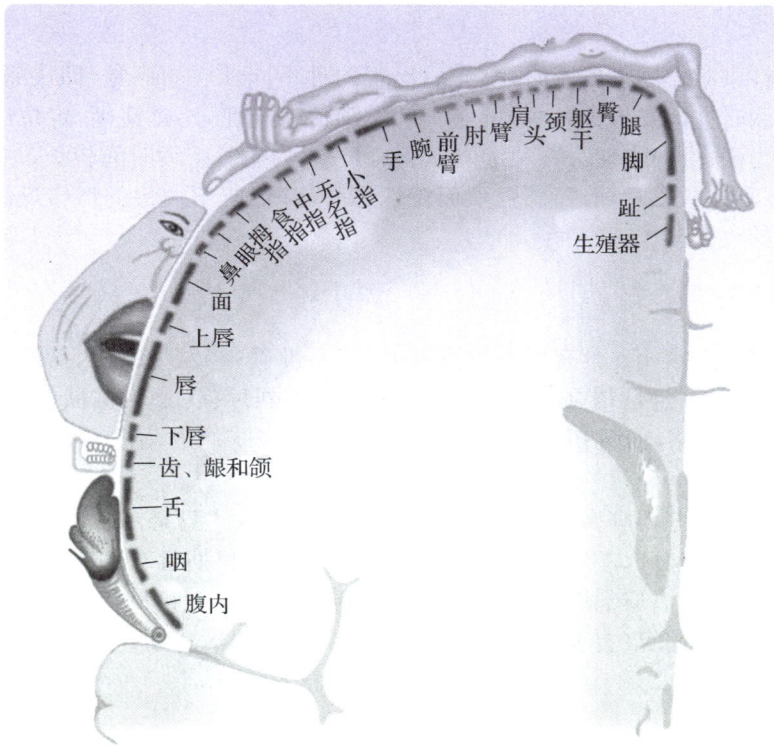

图 10－3　大脑皮质体表感觉区示意图

(二)其他感觉区

大脑皮质的第二体感区和边缘叶等部位有内脏感觉的投射区;本体感觉投射区主要在中央前回。视觉投射到枕叶距状沟的上、下缘;听觉投射到双侧皮质颞叶的颞横回和颞上回;嗅觉投射到边缘叶的前底部;味觉区投射到中央后回头面部感觉区的下方。

四、痛 觉

痛觉是指机体某处受到伤害性刺激时,产生的一种不愉快感觉,常伴有情绪反应和防御反应。痛觉作为报警信号,可唤起警觉,对机体具有保护作用。疼痛往往是许多疾病的症状,可伴有恶心、出汗和血压改变等自主神经反应,剧烈的疼痛可使人休克。因此,认识疼痛产生的原因和规律,对于疾病的诊断和治疗具有重要意义。

痛觉感受器是游离神经末梢。一般认为,游离神经末梢是一种化学感受器,任何形式的刺激只要达到一定强度造成组织细胞损伤时,受损的组织就释放 K^+、H^+、组胺、5-羟色胺、缓激肽等致痛性化学物质,这些物质作用于游离神经末梢,产生痛觉传入冲动,抵达大脑皮质引起痛觉。

(一)皮肤痛觉

当伤害性刺激作用于皮肤时,可先后出现两种不同性质的痛觉,即快痛和慢痛。快痛是受到刺激时立即发生尖锐的"刺痛",产生和消失迅速,感觉清晰,定位准确,对刺激的性质分辨力强;慢痛表现为一种定位不准确的"烧灼痛",持续时间较长,一般在受刺激后 0.5~1.0 秒才被感觉到,痛感强烈而难以忍受,并伴有不愉快的情绪反应和心血管、呼吸等方面的改变。

(二)内脏痛与牵涉痛

内脏痛与皮肤痛相比具有以下特点:①定位不准确;②发生缓慢,持续时间较长,主要表现为慢痛,常渐进性增强,有时也可迅速转为剧烈疼痛;③对机械性牵拉、痉挛、缺血、炎症等刺激敏感,而对切割、烧灼等通常易引起皮肤痛的刺激不敏感;④常伴有牵涉痛。

牵涉痛是指某些内脏疾病常引起体表的一定部位发生疼痛或痛觉过敏现象。如心肌缺血时可引起心前区、左肩和左上臂疼痛;阑尾炎发病早期常有脐周围或上腹疼痛;胆囊炎、胆结石可导致右肩部疼痛;胃溃疡和胰腺炎可出现左上腹和肩胛间疼痛;肾结石则可引起腹股沟区疼痛等(表 10-2)。因此,正确认识牵涉痛对某些疾病的临床诊断具有一定价值。

表 10-2 常见内脏疾病牵涉痛的部位

患病器官	牵涉痛部位
心	心前区、左肩和左上臂
肝、胆	右肩部、右上腹
胃、胰	左上腹、肩胛间
小肠、阑尾	上腹部、脐周围
肾、输尿管	腰部、腹股沟

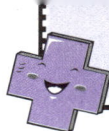

痛觉的生理心理反应

疼痛发生时常伴有心率增快、血压升高、呼吸急促等生理变化。疼痛还会伴随烦躁、焦虑、惊恐等心理反应。剧烈疼痛还可使心脏活动减弱、血压下降,甚至休克。人们对疼痛的主观感受和身体反应,常会受当时机体的功能状态、心情和所处环境等因素的影响。比如,战场上战士负伤的当时往往感觉不到明显的疼痛,而同样程度的创伤在平时就可能会感觉疼痛难忍。临床上利用疼痛的这一特点,给某些疼痛患者使用安慰剂(如用生理盐水代替止痛药),可暂时缓解疼痛。

第三节　神经系统对躯体运动的调节

运动需要在各种姿势的基础上才得以完成。躯体的各种姿势和运动都是在神经系统的控制下完成的。神经系统对姿势和运动的调节是复杂的反射活动,是由大脑皮质、皮质下核团、脑干下行系统及脊髓共同配合完成的。

一、脊髓对躯体运动的调节

脊髓是调节躯体运动的最基本的中枢部位。脊髓前角的运动神经元发出的神经纤维直达骨骼肌,支配骨骼肌的活动。中枢神经系统可通过调节骨骼肌的紧张性或产生相应的运动,以保持或改变躯体在空间的姿势,称为姿势反射。脊髓能完成的姿势反射有屈肌反射、对侧伸肌反射和牵张反射等。本节主要介绍牵张反射。

（一）牵张反射

牵张反射是指骨骼肌受到外力牵拉时,引起受牵拉的肌肉产生收缩的反射活动。牵张反射有肌紧张和腱反射两种类型(表10-3)。

腱反射是指快速牵拉肌腱时发生的牵张反射,表现为被牵拉的肌肉迅速而明显的缩短,例如膝跳反射(图10-4)。

肌紧张是指缓慢持续牵拉肌腱时发生的牵张反射,表现为受牵拉的肌肉发生微弱而持久收缩。

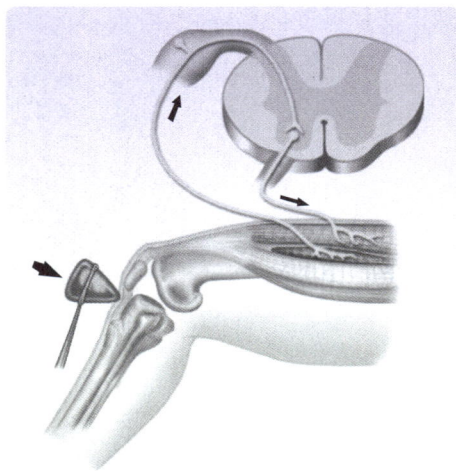

图 10-4　膝跳反射示意图

表 10 - 3　肌紧张与腱反射比较

	腱反射	肌紧张
概念	快速牵拉肌腱时发生的牵张反射	缓慢持续牵拉肌腱时发生的牵张反射
表现	被牵拉的肌肉迅速而明显的缩短	肌肉发生微弱而持久的收缩
意义	了解神经系统的功能状态	维持躯体姿势最基本的反射

（二）脊休克

有许多反射可在脊髓水平完成，但由于脊髓经常处于高位中枢的控制之下，故其本身具有的功能不易表现出来。当脊髓与高位脑中枢突然离断后，断面以下的脊髓会暂时丧失反射活动能力而进入无反应状态，这种现象称为脊休克。脊休克的表现主要有：断面以下脊髓所支配的躯体和内脏的反射活动均减退或消失，如骨骼肌的紧张性降低甚至消失，外周血管扩张，血压下降，发汗反射消失，粪、尿潴留。之后，一些以脊髓为基本中枢的反射活动可逐渐恢复，恢复的速率与动物进化水平和个体发育状况有关。如蛙在脊髓离断后数分钟即可恢复；犬可在数天后恢复；人类则需要数周甚至数月才能恢复。脊休克的产生原因是：断面以下的脊髓突然失去高位中枢的控制，脊髓神经元的极度抑制而呈现出无反应状态。

二、脑干对躯体运动的调节

脑干在躯体运动的调节中也起着重要作用，它主要是通过网状结构的易化区和抑制区的活动来调节肌紧张的。

实验证明，网状结构中存在抑制和加强肌紧张的区域。位于延髓网状结构腹内侧部能够抑制肌紧张的区域称为抑制区；对肌紧张有加强作用的部位称为易化区，分布于延髓网状结构的背外侧部、脑桥被盖、中脑中央灰质及被盖，也存在于脑干以外的下丘脑和丘脑中线核群等部位(图 10 - 5)。

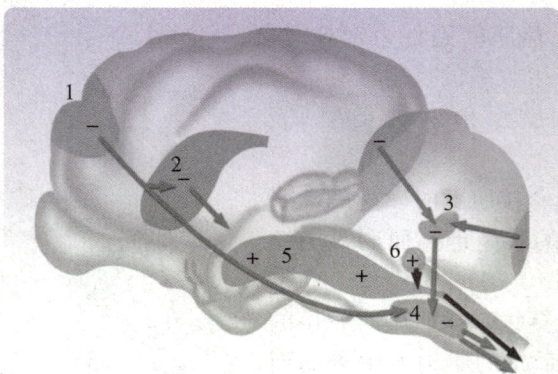

—表示抑制区：1 为大脑皮层；2 为尾状核；3 为小脑；4 为网状结构抑制区
＋表示易化区：5 为网状结构易化区；6 为延髓前庭核
图 10 - 5　猫脑干网状结构下行抑制与易化系统示意图

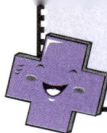

三、小脑对躯体运动的调节

小脑有大量的传入、传出纤维与大脑皮质、丘脑、脑干网状结构、红核、脊髓等处发生广泛的联系。依据小脑的传出、传入纤维联系,可将小脑分为前庭小脑(古小脑)、脊髓小脑(旧小脑)和皮质小脑(新小脑)三个功能部分,它们在躯体运动的调节中具有重要作用。

(一)前庭小脑(古小脑)

前庭小脑主要由绒球小结叶构成,具有维持身体姿势平衡的作用。此区受损的患者会出现站立不稳、步态蹒跚、容易跌倒等平衡失调的症状。

(二)脊髓小脑(旧小脑)

脊髓小脑由小脑蚓部和小脑半球中间部组成,可察觉运动执行情况与运动指令之间的误差,一方面向大脑皮质发出矫正信号,另一方面可以纠正运动的偏差,其主要功能是协调随意运动,使动作能按照预定的目标完成。脊髓小脑受损后,运动变得笨拙、不准确,出现小脑性共济失调,表现为随意运动的力量、方向及限度不能得到很好的控制等动作协调障碍。

(三)皮质小脑(新小脑)

皮质小脑是指小脑半球外侧部,主要参与随意运动的设计和编程。在运动过程中,大脑皮质与小脑之间不断地进行联合活动,使运动逐步协调和熟练起来。待运动熟练后,皮质小脑就储存了一整套程序。当大脑皮质再次发动此运动时,首先从皮质小脑提取程序并回输到大脑皮质,使运动协调、精确。

四、基底核对躯体运动的调节

基底神经节是皮质下一些核团的总称,主要包括纹状体、丘脑底核和黑质。纹状体又包括尾核、壳核和苍白球,按发生的先后,将尾核和壳核称新纹状体,苍白球称旧纹状体。黑质可分为致密斑和网状部两部分。

基底神经节有重要的运动调节功能,对随意运动的稳定、肌张力的控制、本体感觉传入信息的处理等都具有重要作用。基底神经节受损在临床上主要发生两类疾病。一类是肌张力过强而运动过少性疾病。其典型代表是帕金森病,又称震颤麻痹,主要症状是全身肌张力增高、肌肉强直、随意运动减少、动作缓慢、面部表情呆板(面具脸),常伴有静止性震颤(多见于上肢,尤其是手部)。此病发生的原因是双侧黑质病变。另一类是肌张力不全而运动过少性疾病。这类疾病有舞蹈病和手足徐动症等。舞蹈病主要表现为不自主的上肢和头部的舞蹈样动作,伴有肌张力降低等,其主要病变部位在新纹状体。

五、大脑皮质对躯体运动的调节

大脑皮质是调节躯体运动的最高级中枢,主要作用是调节肌紧张、发动和调节各种随意运动。大脑皮质受损，表现为随意运动严重障碍，肢体肌肉麻痹，并伴有痉挛。

（一）大脑皮质运动区

大脑皮质对运动的发动起重要作用。中央前回是大脑皮质的主要运动区。它有以下功能特点：①对躯体运动的调节为交叉支配，即一侧皮质支配对侧躯体的肌肉，但在头面部主要为双侧支配；②运动区的空间定位是倒置的，但头面部本身的定位是正立的；③代表区的大小与该部位肌肉运动的精细和复杂程度呈正相关（图10-6）。

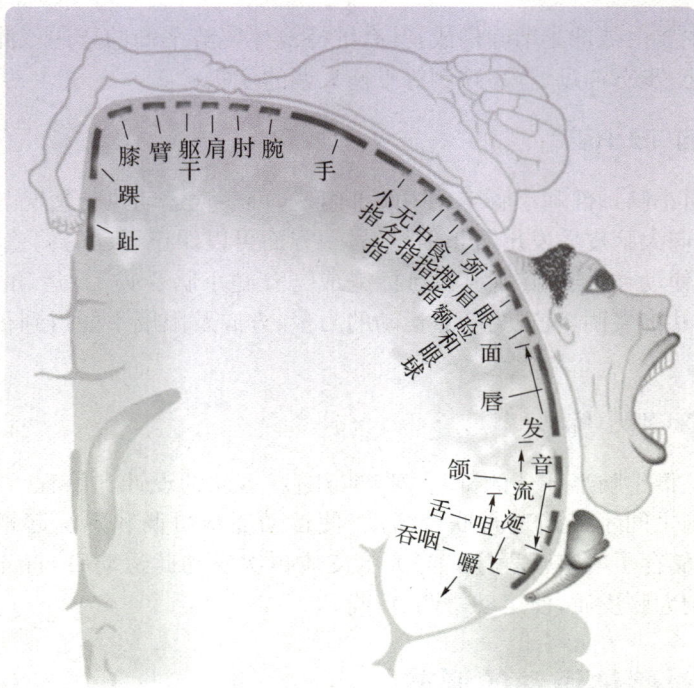

图 10-6　人大脑皮质运动区示意图

（二）运动传导系统及其功能

大脑皮质通过一定的路径将兴奋传到骨骼肌。运动传导通路常分为锥体系和锥体外系两个系统。

锥体系是指皮质脊髓束和皮质脑干束。皮质脊髓束是由皮质发出，经内囊、脑干下行到达脊髓前角运动神经元的传导束；皮质脑干束是由皮质出发，经内囊到达脑干运动神经核的传导束。大脑皮质的运动神经元常称为上运动神经元，脊髓前角和脑神经运动核内的神经元常称为下运动神经元。锥体系的主要功能是传达大脑皮质运动区的指令，发动随意运动。

锥体外系是指起源于大脑皮质广泛区域的、锥体系以外的所有控制脊髓运动神经元活动的下行通路。它主要由大脑皮质、纹状体、小脑、背侧丘脑、中脑红核和黑质、前庭核、脑干网状结构等发出的纤维组成。从大脑皮质发出的纤维须在这些部位多次换元，再到脊髓前角运动神经元，常有反馈回路。锥体外系的主要功能是调节肌紧张和肌群的协调动作。

第四节　神经系统对内脏功能的调节

　　人体内脏器官的活动主要受自主神经系统的调节。自主神经也称内脏神经或植物性神经。按其结构和功能的不同,分为交感神经和副交感神经两部分。

　　自主神经从中枢发出后,一般不抵达效应器官,而是要通过自主神经节更换神经元。由中枢发出到自主神经节的神经纤维称为节前纤维,由神经节发出支配效应器官的神经纤维称为节后纤维。

　　交感神经和副交感神经对于内脏器官的支配往往是双重的,功能上相互拮抗(图 10 - 7)。

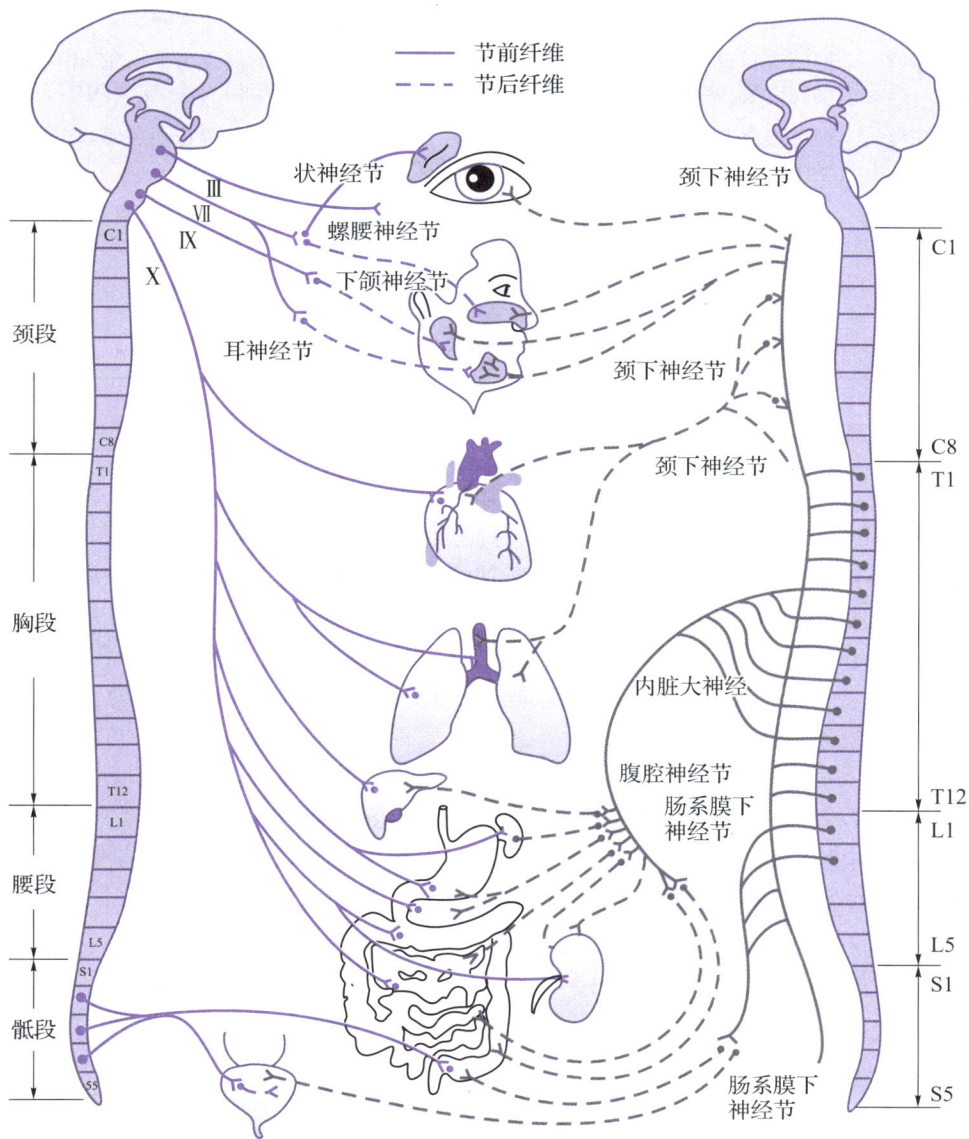

图 10 - 7　自主神经分布示意图

一、自主神经的主要功能及生理意义

（一）交感神经和副交感神经的主要功能

自主神经对人体多个系统的活动都有调节作用，现将其主要功能进行归纳（表 10 - 4）。

表 10 - 4　自主神经的主要功能

器　官	交感神经	副交感神经
循环器官	心率加快、心肌收缩力增强；皮肤内脏血管收缩，骨骼肌血管收缩（胆碱能神经除外）	心率减慢、心肌收缩力减弱
呼吸器官	支气管平滑肌舒张	支气管平滑肌收缩
消化器官	抑制胃肠运动，促进括约肌收缩；抑制胃液、胰液、胆汁的分泌	促进胃肠平滑肌收缩和胆囊运动；促进唾液胃液、胰液、胆汁的分泌
泌尿生殖器官	促进尿道内括约肌收缩，逼尿肌舒张；未孕子宫平滑肌舒张，已孕子宫平滑肌收缩	促进膀胱逼尿肌收缩，尿道括约肌舒张
眼	瞳孔开大	瞳孔缩小，泪腺分泌
皮肤	汗腺分泌，竖毛肌收缩	
内分泌	促进肾上腺髓质分泌	促进胰岛素分泌
代谢	促进肝糖原分解	

（二）交感和副交感神经系统活动的生理意义

当人体遭遇内外环境急剧变化时（如剧烈运动、窒息、失血、剧痛、寒冷、惊恐等），可引起交感神经的广泛兴奋，同时伴有肾上腺髓质激素分泌增多，即交感-肾上腺髓质系统作为一个整体参与反应。主要表现为心跳加快加强，心输出量增多，血压升高；皮肤和腹腔内脏血管收缩，骨骼肌血管舒张，血液重新分配；支气管平滑肌舒张，呼吸加深加快，肺通气量增多；代谢活动加强以提供充足的能量；中枢神经系统的兴奋性增高，提高机体反应的灵敏性。可见，交感神经活动的生理意义在于动员机体各器官的潜力，使机体迅速适应环境的急剧变化。

人体在安静时，副交感神经的活动增强，心脏活动抑制，瞳孔缩小，消化、排泄功能增强，以促进营养物质吸收和能量补充等。副交感神经活动增强常伴有胰岛素分泌增多，称为迷走-胰岛系统。这一系统活动的意义主要在于休整机体、促进消化吸收、积蓄能量，加强排泄，保证机体安静时基本生命活动的正常进行。

二、自主神经的递质与受体

（一）自主神经的外周递质

自主神经对内脏器官活动的调节是通过神经末梢释放神经递质来实现的，这些递质

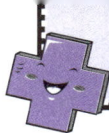

属于外周神经递质,主要有乙酰胆碱和去甲肾上腺素等。根据所释放递质种类的不同,将自主神经纤维分为两类:末梢释放乙酰胆碱的称为胆碱能纤维;末梢释放去甲肾上腺素的称为肾上腺素能纤维。胆碱能纤维包括副交感神经节前和节后纤维,交感神经节前纤维,以及小部分交感神经的节后纤维(支配部分血管、汗腺、竖毛肌)。肾上腺素能纤维包括绝大部分交感神经节后纤维。

(二) 自主神经的受体

1. 胆碱能受体　能与乙酰胆碱结合的受体称为胆碱能受体,可分为毒蕈碱受体和烟碱受体两类。

(1) 毒蕈碱受体(M受体):主要分布于副交感神经节后纤维所支配的效应器细胞膜上。乙酰胆碱和M受体结合所产生的生理效应称为毒蕈碱样作用(M样作用)。表现为支气管和胃肠道平滑肌以及膀胱逼尿肌收缩;心脏活动抑制;瞳孔括约肌收缩,瞳孔缩小;消化腺、汗腺分泌等。阿托品是M受体的阻滞药。

(2) 烟碱受体(N受体):烟碱受体分为两类,即N_1受体和N_2受体。N_2受体分布于骨骼肌的运动终板膜上,不属于自主神经受体。N_1受体分布于自主神经节细胞膜上,乙酰胆碱与N_1受体结合表现为自主神经节后纤维的兴奋。筒箭毒是N受体的阻滞药。

2. 肾上腺素能受体　能与儿茶酚胺类神经递质(包括肾上腺素、去甲肾上腺素、多巴胺)结合的受体称为肾上腺素能受体,可分为α受体和β受体。

(1) α受体:α受体主要分布于大多数内脏平滑肌和腺体,肾上腺素和去甲肾上腺素与α受体结合后对平滑肌主要产生兴奋性效应,如血管收缩、子宫收缩、虹膜辐射状肌收缩、瞳孔开大等;但对小肠、腺体则为抑制性效应,使小肠平滑肌舒张、腺体分泌减少。酚妥拉明是α受体的阻滞药。

(2) β受体:β受体可分为$β_1$受体和$β_2$受体。$β_1$受体主要分布在心脏组织内,在脂肪组织内也存在$β_1$受体。它与肾上腺素和去甲肾上腺素结合后产生兴奋效应,使心率加快,心肌收缩力增强,促进脂肪的分解代谢。$β_2$受体分布于支气管、胃、肠、子宫及许多血管平滑肌细胞上,肾上腺素和去甲肾上腺素与$β_2$受体结合后主要产生抑制效应,使冠状血管、骨骼肌血管、支气管等平滑肌舒张。β受体的阻滞药是普萘洛尔。

三、内脏活动的中枢调节

在中枢神经系统中,脊髓、脑干、下丘脑和大脑皮质的各部位对内脏活动都有一定的调节作用。

(一) 脊髓

脊髓是调节内脏活动的低级中枢,可以完成基本的血管张力反射、发汗反射、排尿反射、排便反射及勃起反射等活动的调节,但脊髓对这些反射的调节功能是不完善的,平时均受高位中枢的控制。

（二）脑干

延髓中存在心血管的基本中枢和呼吸的基本中枢，因此有"生命中枢"之称；瞳孔对光反射的中枢位于中脑；脑桥是角膜反射的中枢所在。

（三）下丘脑

下丘脑调节机体的摄食、水平衡、体温、内分泌、生物节律和情绪反应等许多重要的生理功能，是内脏活动调节的较高级中枢。

（四）大脑皮质对内脏活动的调节

大脑皮质的边缘叶连同与其密切联系的岛叶、颞极、眶回等皮质，以及杏仁核、隔区、下丘脑、丘脑前核等皮质下结构，统称为边缘系统，它是调节内脏活动的重要中枢。刺激边缘系统的不同部位，可引起瞳孔、呼吸、胃肠和膀胱的活动改变。边缘系统还与记忆、食欲、生殖、防御及情绪反应等活动密切相关。

● 社会心理因素对人体健康的影响

社会心理因素可以通过情绪反应，经自主神经系统和内分泌系统，影响内脏的活动。正常情况下，交感和副交感神经都具有一定的紧张性活动，使其所支配的内脏器官的活动保持相对稳定。某些社会心理因素可以通过情绪的中介作用，影响交感神经的紧张性活动，引起自主神经功能紊乱，使内脏活动的稳态遭到破坏，甚至导致原发性高血压、冠心病、溃疡病的发生。所以，医护工作者在实践中，应重视病人的心理护理与治疗，注意社会心理因素对内脏功能的影响，培养病人良好的心理状态，以利于恢复和增进健康。

第五节　脑的高级功能

人的大脑除了能产生感觉、支配躯体运动和调节内脏活动外，还有更复杂的高级功能。人脑的高级功能包括条件反射、学习与记忆、语言、思维等。

一、条件反射

巴甫洛夫将反射分为非条件反射和条件反射两类。条件反射是人和动物在个体的活动过程中，按照所处的生活条件，在非条件反射的基础上建立起来的。其条件反射数量是无限的，可以建立，也可以消退。

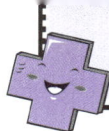

条件反射的建立

经典条件反射的建立是巴甫洛夫在动物实验中总结出来的：给狗吃食物会引起唾液分泌，这是非条件反射。给狗以铃声则不会引起唾液分泌，因为铃声与食物无关，这种情况下铃声为无关刺激。如果每次给狗吃食物以前先出现一次铃声，然后再给食物，反复多次后一听到铃声，狗就会分泌唾液。铃声本来是无关刺激，现在由于多次与食物结合应用，铃声具有引起唾液分泌的作用，即铃声已成为进食（非条件刺激）的信号。所以这时就把铃声称为信号刺激或条件刺激，这样的反射就称为条件反射。可见，条件反射是在后天形成的。

研究动物条件反射的方法，原则上也可用于研究人的条件反射活动。条件反射都是由信号刺激引起的，信号刺激的种类和数目很多，大体上可分为两大类：一是具体的事物，称为第一信号，如声音、光线、气味、形状等；二是事物的抽象名词，即语言和文字，称为第二信号。

在人类，可由现实具体的信号作为条件刺激，建立条件反射；也可由抽象的词语代替具体的信号，形成条件反射。巴甫洛夫将人类大脑皮质对第一信号发生反应的功能系统称为第一信号系统，对第二信号发生反应的功能系统称为第二信号系统。第二信号系统是人类所特有的，是区别于动物的主要特征。第二信号系统是人类进行社会活动的产物，并将随着生产的发展、社会的进步而不断完善，其作用也将越显重要。从医学角度看，因为第二信号系统可影响人体的生理和心理活动，作为医护工作者，不仅要重视药物、手术等治疗作用，还应注意语言、文字对病人的影响。临床和护理工作实践表明，良好的语言、文字沟通对病人的生理、心理活动有着积极的影响，有利于健康的恢复；相反，则起消极作用，不仅影响康复，而且可能成为致病因素，给病人带来不良后果。

二、语言功能

语言是人类大脑皮质重要的高级功能之一。人类大脑皮质存在着四个与语言功能有关的区域，称为语言中枢（图10-8），分别管理着听、说、读、写这四种语言功能。大脑皮质某一语言中枢损伤，会引起相应的语言功能的障碍（表10-5）。

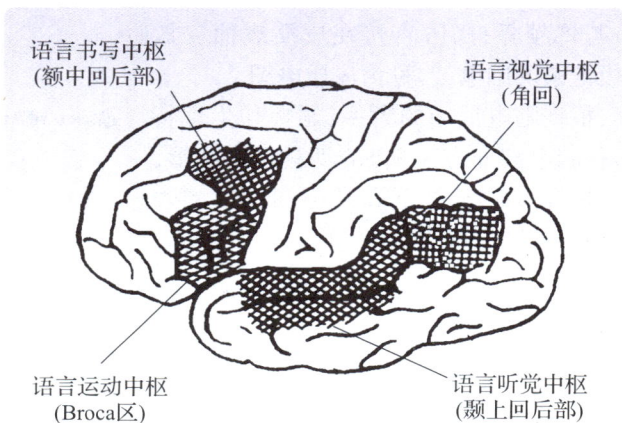

图10-8 人大脑皮质语言中枢

115

表 10 - 5 大脑皮质的语言中枢部位及损伤后语言障碍

语言中枢	中枢部位	损伤后语言障碍
语言听觉中枢	颞上回后部	感觉性失语症(听不懂讲话)
语言运动中枢	中央前回底部前方	运动性失语症(不会说话)
语言视觉中枢	角回	失读症(读不懂文字含义)
语言书写中枢	额中回后部	失写症(丧失书写能力)

人类大脑的优势半球

人类两个大脑半球的功能是不对等的,语言活动中枢往往主要集中在一侧半球,此称为语言中枢的优势半球。主要使用右手的成年人,语言功能主要由左侧大脑皮质管理,而与右侧大脑皮质无明显关系,即语言中枢的优势半球在左侧。

第六节 脑电活动及觉醒与睡眠

觉醒与睡眠是脑的重要功能活动之一,是人体正常活动中必不可少的两个生理过程。其机制目前了解不多,但与大脑皮质的活动密切相关。大脑皮质活动时伴有生物电的变化,这些生物电变化是研究皮质功能活动的重要指标之一。

一、脑电图

临床上用脑电图机在头皮表面记录出的脑电变化的波形,称为脑电图(图10-9);若将颅骨打开,直接在皮质表面安放电极记录的脑电波,称为皮质电图。

根据脑电活动的频率、振幅和生理特征,将脑电波分为 α、β、θ、δ 四种基本波形。各波形在不同条件下和在不同脑区的表现可有显著差别(表10-6)。

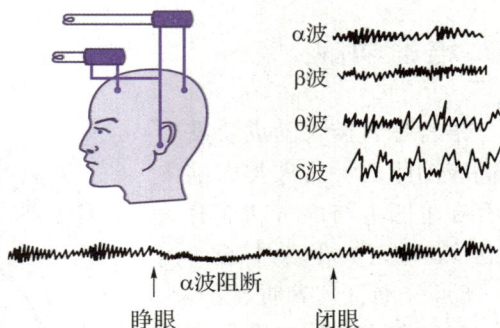

图 10 - 9 正常脑电图波形示意图

表 10 - 6 正常脑电图各种波形的特征、常见部位和出现条件

脑电波	频率(Hz)	幅度(μV)	常见部位	出现条件
α	8～13	20～100	枕叶	成人安静、闭眼、清醒时
β	14～30	5～20	额叶、顶叶	睁眼视物或紧张思考等
θ	4～7	100～150	颞叶、顶叶	儿童正常脑电或成人困倦时
δ	0.5～3	20～200	颞叶、顶叶	婴幼儿正常脑电或成人熟睡时

临床上，癫痫或皮质占位性病变（如肿瘤等）的病人，脑电波也会改变。如癫痫患者常出现异常的高频高幅脑电波。因此，利用脑电波改变的特点，结合临床资料，可诊断癫痫或确定肿瘤的部位。

二、觉醒与睡眠

觉醒与睡眠是一种昼夜节律性生理活动，是人类生存的必要条件。觉醒时人体能迅速适应环境变化，进行劳动和其他活动。睡眠可促进精力和体力的恢复，利于保持良好的觉醒状态。如果睡眠障碍，可导致大脑皮质的活动失常，出现幻觉、记忆力下降等表现。人每天所需的睡眠时间因年龄、个体而不同，一般成年人需 7～9 小时，儿童需要的睡眠时间比成人长，新生儿需 18～20 小时，而老年人所需时间较短，5～7 小时。

研究表明，觉醒状态的维持与感觉传入有直接关系，刺激动物中脑网状结构可唤醒动物，脑电波呈现去同步化快波；在中脑头端切断网状结构后，动物出现昏睡现象，脑电波呈同步化慢波，说明脑干网状结构具有上行唤醒作用，称为网状结构上行激动系统。上行激动系统主要通过非特异性感觉投射系统到达大脑皮质。巴比妥类药物可阻断上行激动系统的作用而催眠。

睡眠有正相睡眠和异相睡眠两种时相。成人进入睡眠后，首先是正相睡眠，持续 80～120 分后转入异相睡眠。异相睡眠持续 20～30 分后，又转入正相睡眠。整个睡眠过程有 4～5 次交替，越近睡眠的后期，异相睡眠持续时间越长。在觉醒状态下，一般只能进入正相睡眠，但两种睡眠时相状态均可以直接转入清醒状态。

正相睡眠表现为：①脑电波呈同步慢波，也称为慢波睡眠；②骨骼肌反射活动及肌紧张减弱；③视、听、嗅、触等感觉功能暂时减弱，伴有一系列自主神经功能改变，如瞳孔缩小、呼吸及心率减慢、血压下降、尿量减少、代谢降低、体温下降、发汗增强、胃液分泌增多而唾液分泌减少等；④生长素分泌明显增多，因此，慢波睡眠有利于促进机体生长和体力恢复。

异相睡眠表现为：①脑电波呈去同步快波，也称为快波睡眠；②骨骼肌反射活动及肌紧张进一步减弱，肌肉几乎完全松弛；③各种感觉进一步减退；④可出现间断的阵发性表现，如快速眼球运动、部分肢体抽动、心率加快、血压升高、呼吸加快而不规则等，做梦是异相睡眠期间的特征之一；⑤异相睡眠中，脑内蛋白质合成加快，有利于学习记忆和精力恢复。

（邓斌菊）

第十一章　内分泌

内分泌是相对于外分泌而言的。外分泌腺是有管腺，其分泌物通过固定的管道排放到相应的部位，如唾液腺、肝脏等消化腺以及汗腺等。内分泌腺是无管腺，腺细胞分泌的活性物质直接释放到体液中，并借体液在体内运输，以发挥调节作用。

第一节　概　述

内分泌系统由内分泌腺和散在的内分泌细胞组成。人体主要的内分泌腺有垂体、甲状腺、甲状旁腺、肾上腺、胰岛、性腺等；内分泌细胞在机体的分布非常广泛，它们散在地分布在消化道黏膜、心、肾、肺、中枢神经系统等部位。由内分泌腺或内分泌细胞分泌的生物活性物质称为激素。激素作用的对象称作"靶"。内分泌系统对机体的调节是通过激素来实现的。

内分泌系统与神经系统一起，共同调节着机体的各种生命活动。特别是在新陈代谢、生长发育、生殖、内环境稳态的维持等方面，内分泌系统则起着更为重要的作用。

一、激素的分类

人体内的激素种类繁多，来源复杂，按其化学性质主要可分为两大类。

（一）含氮激素

主要包括蛋白质、肽类和胺类激素，体内多数激素属于此类。这类激素易被消化酶破坏，作为药物使用时一般不宜口服。

（二）类固醇（甾体）激素

类固醇激素是由肾上腺皮质和性腺分泌的激素，如糖皮质激素、醛固酮、雌激素、孕激素以及雄激素等。这类激素不易被消化酶破坏，作为药物使用时可口服。

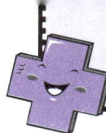

二、激素作用的一般特征

激素虽然种类很多,作用复杂,它们在对靶组织发挥调节作用的过程中,具有一些共同的特征(表 11-1)。

表 11-1 激素作用的一般特征

特 征	含 义
信息传递作用	激素将调节信息传递到靶细胞
特异性	激素能选择性地作用于某些器官、组织或细胞
高效能	激素含量很少,但作用很大
相互作用	
协同作用	多种激素联合作用,效应大于各激素单独作用之和
拮抗作用	两激素某种功能相反,可相互抵消对方的作用
允许作用	一种激素是另一种激素发挥作用的必要前提

第二节 下丘脑与垂体

一、下丘脑与垂体的联系

下丘脑与垂体是内分泌系统的"司令部"。下丘脑为大脑皮质与垂体之间的枢纽,它接受大脑皮质传来的信息,同时分泌激素控制着垂体的活动。垂体又可分泌多种激素控制着机体其他内分泌腺的活动。下丘脑通过两套系统控制垂体的活动(图 11-1)。

1. 下丘脑-腺垂体系统 下丘脑与腺垂体之间没有直接的神经联系,但独特的垂体门脉将下丘脑分泌的 9 种调节肽运送到腺垂体,控制腺垂体的活动(表 11-2)。

2. 下丘脑-神经垂体系统 下丘脑的视上核、室旁核合成分泌的抗利尿激素(血管升压素)与催

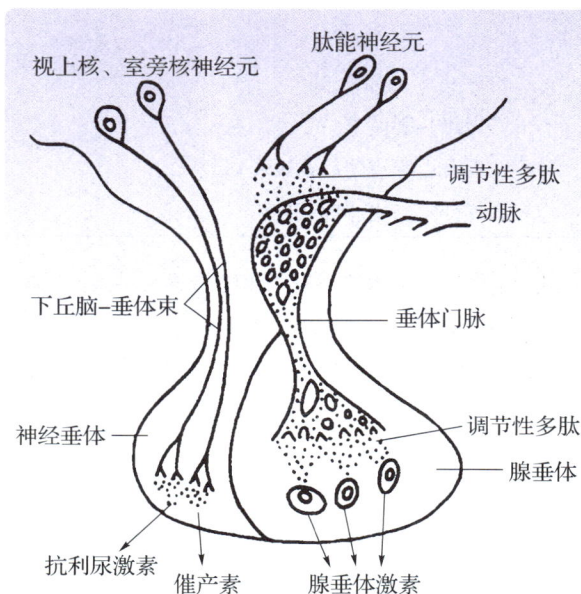

图 11-1 下丘脑-垂体系统

119

产素沿着下丘脑-垂体束送到神经垂体贮存,并由此释放入血。

表 11 - 2　下丘脑调节肽及主要功能

激　素	主要功能
促黑激素释放因子	促黑激素↑
促黑激素释放抑制因子	促黑激素↓
生长素释放激素	生长素↑
生长抑素	生长素↓
催乳素释放因子	催乳素↑
催乳素释放抑制因子	催乳素↓
促甲状腺激素释放激素	甲状腺激素↑
促肾上腺皮质激素释放激素	促肾上腺皮质激素↑
促性腺激素释放激素	卵泡刺激素↑、黄体生成素↑

二、腺垂体

　　腺垂体分泌 7 种激素,其中促黑激素、生长素、催乳素直接作用相应的靶细胞或靶组织;促甲状腺激素、促肾上腺皮质激素、促性腺激素(卵泡刺激素、黄体生成素)则作用于相应的内分泌腺体。对各自的靶腺起着促分泌、促增生的双重作用(表 11 - 3)。

表 11 - 3　腺垂体激素及主要功能

激　素	主要功能
促黑激素	促进黑色素细胞合成黑色素
生长素	促进机体生长、发育
催乳素	促进乳腺生长并维持泌乳
促甲状腺激素(TSH)	促进甲状腺增生与分泌
促肾上腺皮质激素(ACTH)	促进肾上腺皮质增生与分泌
促性腺激素(FSH、LH)	促进生殖细胞的生长与性腺分泌

　　生长素是腺垂体分泌的含量最多的一种激素。它能促进生长发育与物质代谢,对机体各个器官组织有着广泛的影响,尤其对骨骼和肌肉的作用更为显著。

　　生长素能促进骨、软骨、肌肉等组织细胞的分裂增殖和蛋白质合成,从而使骨骼和肌肉的生长发育加快。幼年时生长素分泌不足,将出现生长停滞,身材矮小,称为侏儒症;如分泌过多则身材异常高大称巨人症。成年后生长素分泌过多,由于长骨骨骺已经闭合,长骨不再生长,但短骨、颅骨及其软组织异常生长,以致出现手足粗大、下颌突出等症状,称为肢端肥大症。

　　生长素对代谢有广泛的作用,能促进蛋白质合成、促进脂肪分解和升高血糖。生长素分泌过多,可因血糖升高,导致垂体性糖尿病。

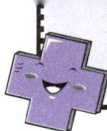

三、神经垂体

神经垂体不含内分泌细胞,自身不能合成激素。神经垂体激素实际是下丘脑视上核、室旁核合成的,贮存于神经垂体,机体需要时再由神经垂体释放入血。神经垂体激素包括抗利尿激素(血管升压素)与催产素。

(一)抗利尿激素(血管升压素)

抗利尿激素能作用于肾脏与血管,生理状态下以肾脏为主。①作用于肾脏,促进肾小管和集合管对水的重吸收,使尿量减少,故称抗利尿激素。下丘脑或垂体疾病时,抗利尿激素分泌减少,尿量大增,每日可达 4~5 升,甚至 10 升以上,称为尿崩症。②作用于血管。正常状态下,抗利尿激素浓度很低,几乎没有收缩血管的作用,因而对正常血压所起作用不大。但在脱水、失血等情况下,抗利尿激素释放增多,在抗利尿的同时,可使全身小动脉收缩,血压升高,故又称血管升压素。

(二)催产素(缩宫素)

催产素的主要生理作用是促进子宫收缩和乳汁排放。

催产素对非孕子宫的作用较弱,而对妊娠子宫的作用较强。在分娩过程中,胎儿对子宫的扩张刺激以及胎儿的先露部位对宫颈和阴道壁的扩张刺激,都可反射性引起催产素分泌,并通过正反馈,促使子宫收缩愈来愈强强,有助于分娩。临床上可将催产素用于引产及产后出血。

催产素也是促进乳汁排出的关键激素。哺乳期乳腺不断分泌乳汁,贮存于腺泡中。婴儿吮吸乳头的刺激,反射性的引起催产素释放,催产素使腺泡周围的肌上皮细胞收缩,腺泡压力增高,乳汁射出。

第三节 甲状腺和甲状旁腺

甲状腺是人体最大的内分泌腺,主要由甲状腺腺泡构成。甲状腺腺泡上皮细胞分泌甲状腺激素;甲状腺 C 细胞分泌降钙素;甲状旁腺分泌甲状旁腺激素。

一、甲状腺激素

甲状腺激素的合成原料主要为酪氨酸和碘。

(一)甲状腺激素的生理作用

甲状腺激素的主要作用是促进生长发育,调节新陈代谢。

1. 促进生长发育 甲状腺激素是维持正常生长与发育不可缺少的激素,也是胎儿和新生儿脑发育的关键激素。甲状腺功能不全的患儿,在出生后数周至 3~4 个月后,就会表现出明显的智力低下、身材矮小等现象,称为呆小症(又称克汀病)。所以,在缺碘地区应在妊娠期注意补充碘,以降低呆小症的发病率。治疗呆小症,应在出生三个月以内补充甲状腺激素,过迟难以奏效。

2. 调节新陈代谢

(1)增强能量代谢:甲状腺激素可提高绝大多数组织的耗氧量,具有显著的产热效应,使基础代谢率(BMR)增高。因此,甲状腺功能亢进症病人,因产热量增多而喜凉怕热,多汗,BMR升高;甲状腺功能减退的病人,因产热量减少而喜热畏寒,BMR降低。

(2)调节物质代谢:①糖代谢:甲状腺激素促进小肠黏膜对糖的吸收、增强糖原分解和糖异生,并能增强肾上腺素、胰高血糖素、皮质醇和生长素的生糖作用,因此,甲状腺激素有升高血糖的作用。甲状腺功能亢进症病人血糖常升高,甚至出现糖尿。②脂肪代谢:甲状腺激素既能促进脂肪和胆固醇的合成,又能加速脂肪的分解,但总的效应是分解大于合成。所以,甲状腺功能亢进症患者血中胆固醇含量低于正常。③蛋白质代谢:生理剂量的甲状腺激素促进蛋白质合成,有利于机体的生长、发育。大剂量的甲状腺激素可使蛋白质分解代谢显著增强,特别是加速骨骼肌蛋白质分解。所以,甲状腺功能亢进症病人肌肉消瘦、乏力,体重减轻。甲状腺分泌不足时蛋白质合成减少,组织间黏蛋白增多,使水滞留于皮下,在皮下形成一种特殊的、指压不凹陷的水肿,称为黏液性水肿。

3. 对神经系统的影响 甲状腺激素不但影响中枢系统的发育,还能提高中枢神经系统的兴奋性。因此,甲状腺功能亢进症中枢神经系统的兴奋性增高,主要表现为注意力不易集中、多愁善感、喜怒失常、烦躁不安、失眠多梦以及肌肉颤动等。相反,甲状腺功能低下时,中枢神经系统兴奋性降低,主要表现为记忆力减退、语言迟钝、行动迟缓,表情淡漠、终日思睡等。

另外,甲状腺激素对心脏的活动有明显影响,可使心率增快,心肌收缩力增强。

(二)甲状腺功能的调节

甲状腺激素的合成和分泌主要受下丘脑-腺垂体-甲状腺轴调节,甲状腺还可进行一定程度的自身调节。

1. 下丘脑-腺垂体-甲状腺轴的调节 下丘脑分泌促甲状腺激素释放激素(TRH),促进腺垂体促甲状腺激素(TSH)的合成和释放。促甲状腺激素是调节甲状腺活动的主要激素,它促进甲状腺的增生,同时促进甲状腺合成和分泌甲状腺激素。血中甲状腺素对腺垂体和下丘脑有反馈性调节作用。当血中甲状腺激素浓度增高时,可抑制下丘脑和腺垂体分泌促甲状腺激素释放激素和促甲状腺激素(图11-2)。通过自上而下和自下而上的双向反馈调节,从而保持血液中甲状腺激素浓度的相对稳定。

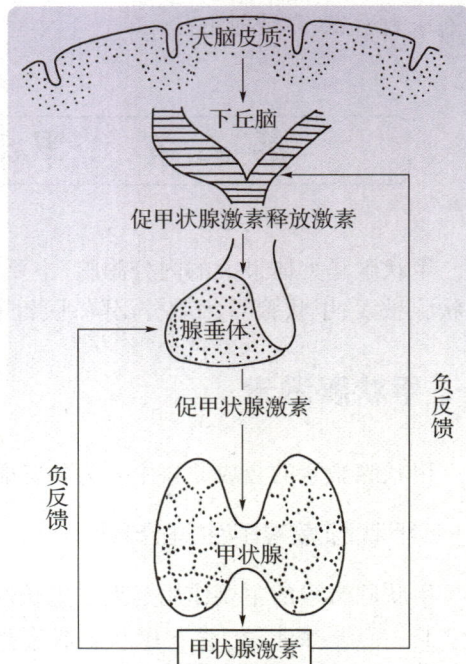

图11-2 甲状腺激素分泌调节示意图

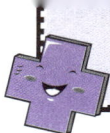

如果食物长期缺碘，无法合成足够的甲状腺激素，甲状腺激素对腺垂体的负反馈减弱，引起促甲状腺激素分泌增多，甲状腺增生、肿大，导致单纯性甲状腺肿，又称地方性甲状腺肿。

2. 甲状腺的自身调节　甲状腺可根据血碘的浓度调节其自身摄取碘及合成甲状腺激素的能力。当食物含碘量减少时，血碘下降，甲状腺摄取碘的能力会增加，称为甲状腺的自身调节。

碘盐的作用及使用注意事项

人体缺碘可导致地方性甲状腺肿、流产、早产和胎儿先天性畸形等，并且还会严重危害婴幼儿的大脑发育，导致智力障碍。食用碘盐不仅能够帮助儿童和青少年健康成长，也有利于成年人的新陈代谢。

使用碘盐需注意：

第一，购买碘盐一次不宜过多，要及时吃，以避免碘的挥发。

第二，碘盐放入容器后，要加盖密封，并存放于阴凉、通风、避光处。

第三，碘盐怕酸，食用碘盐时不要加太多的醋。

第四，碘盐遇热易挥发，所以在炒菜或做汤时，应在菜或食物快炒好时放入碘盐。

二、甲状旁腺素和降钙素

甲状旁腺分泌的甲状旁腺素和甲状腺C细胞分泌的降钙素共同调节机体的钙磷代谢，控制血浆中钙和磷的水平。

（一）甲状旁腺素

1. 甲状旁腺素的生理作用　甲状旁腺素是调节血钙水平的最重要激素，主要通过作用于骨和肾使血钙升高并降低血磷。

2. 甲状旁腺素分泌的调节　甲状旁腺素的分泌主要受血浆钙浓度的调节。血钙浓度降低可直接刺激甲状旁腺细胞释放甲状旁腺素。相反，血钙浓度升高时，甲状旁腺素分泌减少。

（二）降钙素

1. 降钙素的生理作用　降钙素通过作用于骨和肾降低血钙和血磷。

2. 降钙素分泌的调节　降钙素的分泌主要受血钙浓度的调节。当血钙浓度升高时，降钙素的分泌亦随之增加。反之，降钙素的分泌减少。

第四节　胰　岛

胰腺有外分泌和内分泌双重功能。胰腺的腺泡具有外分泌功能，可分泌胰液。腺泡之间有如岛状分布的细胞群称为胰岛，人类的胰岛细胞主要有 A 细胞、B 细胞。A 细胞约占胰岛细胞的 20％，分泌胰高血糖素；B 细胞占胰岛细胞的 75％，分泌胰岛素。

一、胰岛素

1965 年，我国科学家首先人工合成了具有高度生物活性的胰岛素，这是人类历史上第一次人工合成生命物质（蛋白质）。

胰岛素是含有 51 个氨基酸的小分子蛋白质，由两条肽链组成，分子量为 6000。两条肽链通过两个二硫键相连，如果二硫键被打开则失去活性。胰岛素主要在肝灭活。

（一）胰岛素的生理作用

胰岛素是促进合成代谢的激素。

1. 对糖代谢的调节　胰岛素是生理状态下唯一能降低血糖的激素，也是维持血糖稳定的主要激素。胰岛素一方面促进全身组织对葡萄糖利用、促进糖原合成、使葡萄糖转变为脂肪，即增加血糖的去路；另一方面抑制糖原分解和糖异生，即减少血糖的来源，从而降低血糖水平。胰岛素分泌不足，血糖水平将升高，一旦超过肾糖阈，即可出现糖尿。

2. 对脂肪代谢的调节　胰岛素能促进脂肪合成与贮存，抑制脂肪的分解，使血中游离的脂肪酸减少。胰岛素缺乏时，脂肪分解增强，大量脂肪酸在肝内氧化生成过量酮体，引起酮症酸中毒。

3. 对蛋白质代谢的调节　胰岛素可以促进蛋白质合成，抑制蛋白质分解，故对机体的生长发育有促进作用。但胰岛素单独作用时，对生长的促进作用并不很强，只有与生长素共同作用时，才能发挥明显的效应。

◉ 胰岛素的保存

胰岛素应在低温下保存，最适合的保存温度为 4 ℃～8 ℃。不能冷冻，因为冷冻会使胰岛素的活性完全丧失。家庭保存一般放在冰箱冷藏室。已经开始使用的胰岛素可在室温下保存，不要频频从冰箱拿进拿出。一般室温下可保存 2 个月，但应放在避光处，避免胰岛素失效。此外，还应避免剧烈震荡。

（二）胰岛素分泌的调节

血糖浓度是调节胰岛素分泌的最重要因素，当血糖浓度升高时，胰岛素分泌明显增

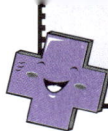

加,从而促进血糖降低;当血糖浓度降低时,胰岛素分泌则减少,从而使血糖升高。

此外,迷走神经可促进胰岛素的分泌。

二、胰高血糖素

(一)胰高血糖素的生理作用

与胰岛素的作用相反,胰高血糖素是促进分解代谢的激素。胰高血糖素促进肝糖原分解和糖异生从而升高血糖。胰高血糖素还能促进脂肪分解。

(二)胰高血糖素分泌的调节

影响胰高血糖素分泌的因素很多,其中血糖浓度是最重要的因素。血糖降低时,胰高血糖素分泌增加;血糖升高时,则胰高血糖素分泌减少。此外,交感神经可促进胰高血糖素的分泌。

第五节　肾上腺

肾上腺包括中央的髓质和周围的皮质两个部分,两者在结构与功能上均不相同,实际上是两个独立的内分泌腺。肾上腺皮质分泌类固醇激素,其作用十分广泛,对维持机体的基本生命活动十分重要。肾上腺髓质分泌肾上腺素和去甲肾上腺素,在机体应激反应中起重要作用。

一、肾上腺皮质激素

肾上腺皮质由外向内分为球状带、束状带和网状带,分别合成和分泌盐皮质激素、糖皮质激素和性激素。肾上腺皮质的作用主要体现在两方面,①通过释放盐皮质激素调节机体的水盐代谢,维持循环血量和动脉血压。②通过释放糖皮质激素调节物质代谢;同时提高机体对有害刺激的耐受力。动物切除双侧肾上腺髓质后,动物可以存活较长时间;但切除双侧肾上腺皮质后,很快就衰竭死亡,说明肾上腺皮质是维持生命所必需的内分泌腺。

关于盐皮质激素和性激素的作用参见第四、八、十二章相关内容。本节主要介绍糖皮质激素。

(一)糖皮质激素的生理作用

1. 对物质代谢的影响　①糖代谢:糖皮质激素因升高血糖而得名,它是调节机体糖代谢的重要激素之一,主要通过促进糖异生和抑制葡萄糖的利用而升高血糖。如果糖皮质激素分泌过多或长期大量使用,可引起血糖升高,甚至出现糖尿;相反,肾上腺皮质功能低下(如阿狄森病),则可出现低血糖。②脂肪代谢:糖皮质激素促进脂肪分解,但血糖升高引起的胰岛素的分泌增多反而增加了脂肪的合成。糖皮质激素分泌过多或长期大量使用,可使脂肪异常分布,呈现"向心性肥胖",即四肢脂肪减少而面部及项背部脂肪大量沉积,形成所谓的"满月脸"、"水牛背"。③蛋白质代谢:糖皮质激素促进肝外组织,特别是肌肉组织蛋白质分解。糖皮质激素分泌过多时或长期大量使用糖皮质激素,将出现肌肉消瘦、骨质疏松、皮肤变薄、淋巴组织萎缩、伤口愈合延缓等。

2. 对血细胞的影响　糖皮质激素可使血中红细胞、血小板和中性粒细胞增加,而使淋巴细胞和嗜酸性粒细胞减少。

3. 对循环系统的影响　①糖皮质激素能增强血管平滑肌对去甲肾上腺素的敏感性(允许作用);②糖皮质激素能降低毛细血管壁的通透性,有利于维持血容量。因此,糖皮质激素对维持正常血压是非常重要的。

4. 参与应激反应　当机体受到各种有害刺激时,如感染、缺氧、创伤、手术、饥饿、疼痛、寒冷、紧张、焦虑等,促肾上腺皮质激素和糖皮质激素分泌迅速增多,使机体对有害刺激的耐受力大大增强,称为应激反应。

大剂量的糖皮质激素可用于抗炎、抗毒、抗过敏和抗休克。

(二) 糖皮质激素分泌的调节

糖皮质激素的分泌主要受下丘脑-腺垂体-肾上腺皮质轴的调节(图 11-3),包括下丘脑-腺垂体对肾上腺皮质的调节以及糖皮质激素对下丘脑和腺垂体的反馈调节。

下丘脑分泌促肾上腺皮质激素释放激素(CRH),促进腺垂体分泌促肾上腺皮质激素(ACTH)。促肾上腺皮质激素是调节肾上腺皮质活动的主要激素,它促进肾上腺皮质的增生,同时促进肾上腺皮质合成和分泌糖皮质激素。

血中糖皮质激素对腺垂体和下丘脑有反馈性调节作用。当糖皮质激素浓度升高时,可通过负反馈抑制下丘脑和腺垂体,使下丘脑的促肾上腺皮质激素释放激素和腺垂体的促肾上腺皮质激素分泌减少。长期大量应用糖皮质激素的患者,由于负反馈作用 ACTH 分泌减少,促增生的作用减弱,可使肾上腺皮质逐渐萎缩。若突然停止用药,会出现急性肾上腺皮质功能不全,引起肾上腺皮质危象,甚至危及生命。故应逐渐减量停药或在治疗中给予促肾上腺皮质激素,以防肾上腺皮质萎缩。

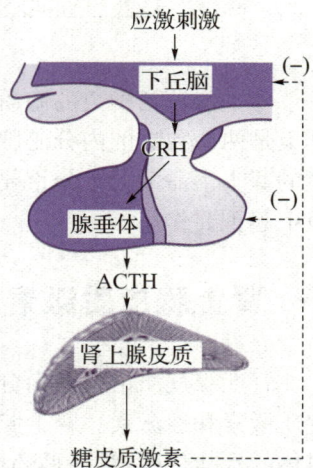

图 11-3　肾上腺皮质激素分泌调节示意图

二、肾上腺髓质激素

肾上腺髓质分泌的肾上腺素和去甲肾上腺素都属于儿茶酚胺。

(一) 髓质激素的生理作用

肾上腺髓质激素的生理作用在各有关章节已分别介绍,简要归纳为表 11-4。

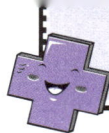

表 11-4　肾上腺素与去甲肾上腺素的主要作用

	肾上腺素	去甲肾上腺素
心率	加快	加快（直接作用）
心输出量	增加	不定
冠状血管	舒张	舒张
皮肤小动脉	收缩	收缩
骨骼肌小动脉	舒张	收缩
静脉	收缩	收缩
总外周阻力	降低	增加
血压	升高	明显升高
支气管平滑肌	舒张	稍舒张
妊娠子宫平滑肌	舒张	收缩
代谢	增强	稍增强

　　肾上腺髓质直接受交感神经节前纤维支配，两者关系密切，构成了交感-肾上腺髓质系统。机体在紧急状态下，这一系统的活动显著增强，肾上腺髓质激素大量分泌，可提高中枢神经系统兴奋性，使机体处于警觉状态，反应敏捷；心率增快，心肌收缩力增强，心输出量增加，血压升高；皮肤、内脏血管收缩，骨骼肌血管扩张，血液重新分配，以保证重要器官的血液供应；同时呼吸加快，代谢增强、血糖升高等。这种在紧急情况下通过交感-肾上腺髓质系统活动增强所发生的适应性变化称为应急反应，其作用在于充分调动机体的潜在能力，应付紧急情况。

　　应激与应急既有区别又有联系：有害刺激既可增强下丘脑-腺垂体-肾上腺皮质轴的活动引起"应激反应"，又能增强交感-肾上腺髓质系统的活动引起"应急反应"。应激反应使糖皮质激素分泌增多，目的在于增强机体对有害刺激的耐受力；而应急反应使儿茶酚胺分泌增多，目的在于动员潜能，适应骤变。两者共同提高机体对剧变环境的适应能力。

（二）髓质激素分泌的调节

　　肾上腺髓质主要接受交感神经节前纤维支配，交感神经兴奋时，肾上腺髓质分泌肾上腺素与去甲肾上腺素。

（董克江）

第十二章 生 殖

生物个体所经历的产生、生长发育、衰老、死亡等阶段，是生命现象发生发展的自然规律。作为生命活动基本特征之一的生殖，通过产生新个体，确保种系延续。

人类进入青春期后，开始出现一系列与性别有关的特征，称为第二性征。男性表现为胡须生长、喉结突出、肌肉发达、骨骼粗壮、声音低沉等；女性表现为皮下脂肪丰满、音调变高、乳腺发育、骨盆宽大、臀部脂肪增厚等。

第一节 男性生殖

男性的主性器官是睾丸，能产生精子；附性器官有附睾、输精管、前列腺、精囊、尿道球腺、阴茎等。睾丸由生精小管和间质细胞组成，具有产生精子和内分泌两大主要功能。生精小管是精子生成的部位；睾丸的间质细胞具有合成和分泌雄性激素等功能。男性的附性器官是精子贮存与成熟的部位，并起着运送精子的通道作用。

一、睾丸的生精功能

精子在生精小管内生成。生精小管上皮有生精细胞和支持细胞，支持细胞对生精细胞有营养和支持的作用。原始的生精细胞是精原细胞。从青春期开始，精原细胞在腺垂体促性腺激素的作用下，经过逐次分裂，发育成精子，基本过程是：精原细胞→初级精母细胞→次级精母细胞→精子细胞→精子。精子移入管腔，暂时贮存在附睾中。精子在附睾内进一步成熟，并获得运动能力。整个生精过程大约经历两个月。成熟的精子与附睾、精囊、前列腺和尿道球腺的分泌物混合成精液，在性高潮时射出体外。正常男性每次射精量为 3～6 ml，每毫升精液中含有 3 亿～5 亿个精子，若少于 0.2 亿个，则不易使卵子受精。

128

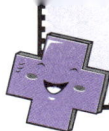

影响精子生成的因素

正常男性阴囊内的温度比腹腔低 2 ℃左右,适合于精子生成。隐睾患者的睾丸留在腹腔或腹股沟内,由于温度较高,影响精子生成。X 线过度照射也可破坏生精过程。进入体内的某些化学物质的蓄积,如有机氯杀虫剂、合成洗涤剂和消毒剂等,也能干扰精子的生成过程。

二、睾丸的内分泌功能

睾丸间质细胞分泌雄激素,主要是睾酮,其生理作用主要有:①促进男性附性器官的生长发育并维持成熟状态;②促进男性第二性征的出现并维持于正常状态;③维持生精作用;④促进蛋白质的合成,特别是肌肉和生殖器官蛋白质的合成,还能促进骨骼生长、钙盐沉积;⑤直接刺激骨髓,促进红细胞生成;⑥维持正常的性欲。

第二节 女性生殖

女性生殖包括卵巢的功能以及妊娠、分娩等生理过程。卵巢是女性的主性器官,能产生卵子;附性器官有输卵管、子宫、阴道、外生殖器等。

一、卵巢的功能

卵巢是女性生殖系统的中心,具有产生卵子和分泌性激素的功能,卵泡由一个卵母细胞和包绕在其周围的卵泡细胞组成。卵母细胞最终发育成卵子,卵泡细胞具有内分泌功能。

(一)生卵功能

卵巢的生卵作用是成熟女性最基本的生殖功能。卵子由卵巢内的原始卵泡发育而成。从青春期开始,在促性腺激素的作用下,原始卵泡逐步发育成熟,次序是:原始卵泡→生长卵泡→成熟卵泡。新生女婴卵巢内约有 60 万个未发育的原始卵泡。青春期起,在未妊娠的情况下,通常每月有 15~20 个原始卵泡同时发育,但往往只有一个发育成熟,其余的在发育的不同阶段先后退化,称为闭锁卵泡。成熟卵泡壁破裂,卵细胞与透明带、放射冠及卵泡液排出卵泡的过程,称为排卵。卵细胞排出即被输卵管伞捕捉,送入输卵管中。排卵后,残余的卵泡发育成一个富含血管的细胞团,即黄体。黄体具有合成和分泌孕激素和雌激素的功能。黄体发育在排卵后的 7~8 天达到顶峰。若排出的卵子受孕,黄体继续发育成妊娠黄体;若排出的卵子未受孕,黄体则在排卵后 9~10 天开始退化,转变成为白体。

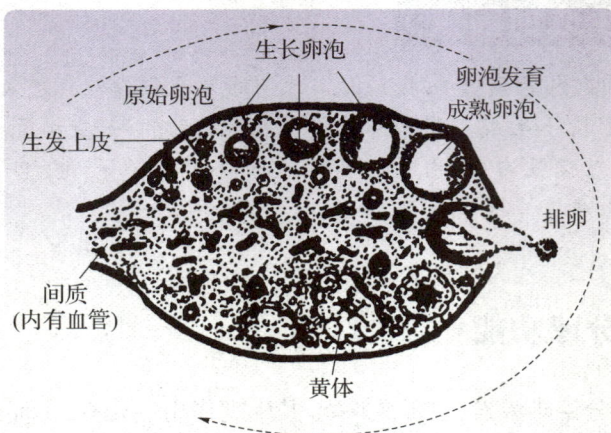

图 12 - 1 卵巢生卵过程示意图

（二）内分泌功能

卵巢主要分泌雌激素和孕激素。雌激素主要是雌二醇,孕激素主要为黄体酮。

1. 雌激素的生理作用 雌激素主要生理作用是促进女性生殖器官的生长发育和女性第二性征的出现并维持,具体表现如下。

（1）促进女性生殖器官的生长发育:促进卵泡的发育;促进子宫发育,使子宫内膜发生增生期变化,增加子宫颈黏液的分泌,促进输卵管的运动,有利于精子与卵子的运行;促使阴道黏膜上皮细胞增生、角化,增加糖原含量,使阴道分泌物呈酸性。

（2）促进女性第二性征的出现并维持:雌激素可促使脂肪沉积于乳腺、臀部等部位,毛发呈现女性分布,音调较高,出现并维持女性第二性征。

2. 孕激素的生理作用 孕激素通常在雌激素的基础上发挥效应,主要用来保证孕卵着床和维持妊娠。具体表现如下:

（1）保证孕卵着床并维持妊娠:孕激素可在雌激素作用的基础上,进一步使子宫内膜增生,为孕卵着床和生存提供适宜的环境;减少子宫和输卵管的运动,具有安胎作用;使子宫颈腺分泌少而稠的黏液,阻止精子通行。

（2）对乳腺的作用:促进乳腺腺泡的发育和成熟,为分娩后的泌乳做好准备。

（3）促进产热:使排卵后基础体温升高 1 ℃左右。

二、月经周期及其形成机制

（一）月经周期

女性进入青春期后,随着卵巢功能的周期性变化,在卵巢分泌激素的影响下,子宫内膜发生周期性剥脱出血的现象,称为月经。月经形成的周期性变化过程称为月经周期。月经周期历时 20~40 天,一般为 28 天左右。女性第一次月经称为月经初潮,初潮年龄大多在 12~14 岁,月经初潮标志着性成熟的开始。50 岁左右的女性,卵巢功能逐渐衰退,月经周期停止,称为绝经。

根据子宫内膜的变化,月经周期可分为月经期、增殖期和分泌期。通常将月经来潮的第一天作为月经周期的第一天,月经期一般持续 3～5 天,第 6～14 天为增殖期,排卵常发生在第 14 天,第 15～28 天为分泌期。

1. 增殖期(卵泡期、排卵前期) 自月经结束到排卵日止,大约在月经周期的第 6～14 天。此期中,卵泡逐渐发育成熟,并不断地分泌雌激素。在雌激素的作用下,子宫内膜增生变厚,血管增生,腺体增生但不分泌。此期末(大约在月经周期的第 14 天),卵泡发育成熟并排卵。

2. 分泌期(黄体期、排卵后期) 从排卵后到下次月经前,大约是月经周期的第 15～28 天,即为分泌期。此期中,排卵后的残余卵泡形成黄体,黄体分泌出大量的孕激素和雌激素。雌、孕激素使子宫内膜进一步增殖变厚,血管扩张,腺体迂曲并分泌含有糖原的黏液,子宫内膜松软并富含营养物质,为孕卵的着床和发育做好准备。如果卵子受精,黄体即发育成妊娠黄体,继续分泌孕激素和雌激素,维持妊娠;如果排出的卵子未受精,黄体则萎缩,孕激素和雌激素的分泌急剧减少。

3. 月经期 月经期是指月经周期的第 1～5 天,即从出血开始到出血停止的时期。由于黄体的萎缩,雌激素、孕激素处于低水平,子宫内膜失去了两种激素的支持,子宫内膜血管收缩,导致内膜坏死、脱落、出血,即月经来潮。一般月经出血量约为 100 ml 左右。因子宫内含有纤维蛋白溶解酶的组织激活物,纤维蛋白溶解系统功能活跃,故月经血不凝固。月经期子宫内膜脱落形成创面,容易感染,所以要注意经期卫生保健。

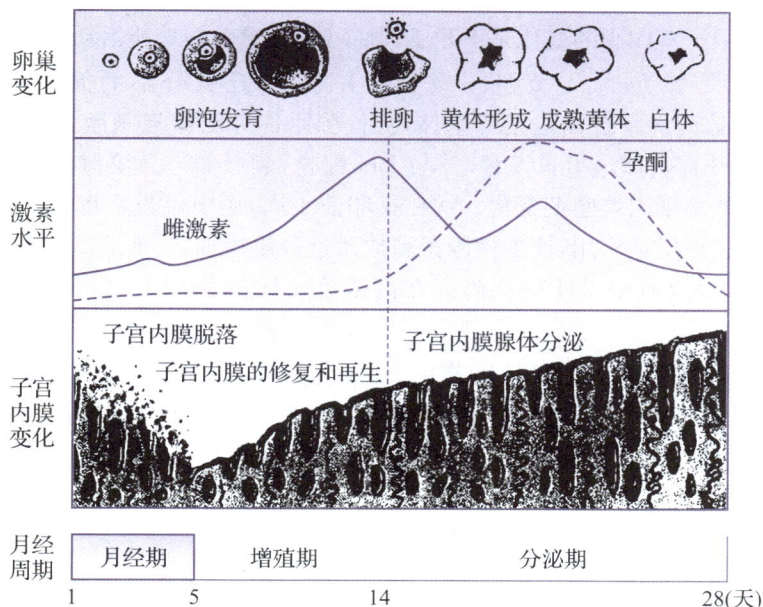

图 12-2 月经周期中卵巢与子宫内膜的变化示意图

经期保健常识

经期由于子宫内膜脱落,盆腔充血,全身以及局部抵抗力下降,容易形成急、慢性疾病。因此要重视经期保健,具体注意事项如下:

1. 清洁卫生 由于经期子宫口稍开,子宫内膜脱落有创口,此时细菌极易上行引起感染。月经垫应用柔软吸水性好的消毒卫生纸或卫生棉。经期每日用清洁温水清洗外阴。盆、巾与他人分开,不宜坐浴,不宜游泳,以防污水进入阴道,引起感染。适宜用淋浴洗澡。便后卫生纸由前向后擦,否则粪便容易污染阴道。经期一般不宜做阴道检查。

2. 饮食调节 宜食易消化吸收的清淡食物。勿食辛辣食物,否则会导致月经过多或经期延长;不宜过食生冷食物,否则容易产生痛经、闭经等。

3. 劳逸适度 过度劳累或剧烈运动,会使经期延长或经量增多、腹痛等。经期应避免过劳。月经与精神状态有密切的关系,保持心情舒畅,精神愉快,可减少痛经、经行不畅、闭经的发生。经期应寒温适宜,避免冒雨涉水及坐卧湿地。

4. 严禁性生活 经期性生活会将细菌带入宫腔,引起感染。若有霉菌或滴虫感染者,无论在经期或经后都应避免性生活,以防交叉感染。经期时盆腔充血明显,性生活会使盆腔血管进一步扩张,充血更加显著,甚至产生盆腔血液淤滞,导致发生盆腔淤血等疾患。

(二)月经周期的形成机制

月经周期中子宫内膜的变化是下丘脑-腺垂体-卵巢轴的功能活动引起的。

1. 增殖期的形成 女性自青春期开始,下丘脑分泌的促性腺素释放激素(GnRH),经垂体门脉系统输送至腺垂体,促使腺垂体分泌卵泡刺激素(FSH)和黄体生成素(LH),FSH促进卵泡生长发育,并与LH配合,刺激卵泡分泌雌激素。子宫内膜在雌激素的作用下呈现出增殖期变化。约在排卵前1周,血中雌激素水平明显升高。高浓度的雌激素通过正反馈作用,使促性腺素释放激素分泌增加,进而刺激FSH和LH,尤其是LH的分泌,形成血中LH的高峰。在高浓度LH的作用下,发育成熟的卵泡破裂排卵。

2. 分泌期的形成 在LH的作用下,残余卵泡发育成黄体,继续分泌雌激素和大量的孕激素。这两种激素,尤其是孕激素使子宫内膜呈分泌期变化,在排卵后的第8~10天,血中雌激素和孕激素达到高峰,通过对下丘脑和腺垂体的负反馈作用,抑制促性腺素释放激素、FSH和LH的分泌。黄体由于失去LH的支持作用,退化萎缩,形成白体,使血液中孕激素和雌激素的水平迅速下降。

3. 月经期的形成 在分泌期末,由于血液中孕激素和雌激素浓度迅速降低,子宫内膜突然失去了这两种激素的支持而剥脱出血,出现月经。

低浓度的孕激素和雌激素解除了对下丘脑-腺垂体的负反馈抑制作用,下丘脑和腺垂体又重新开始分泌激素,下丘脑-腺垂体-卵巢轴的功能活动又进入下一周期,导致新的月经周期的形成。

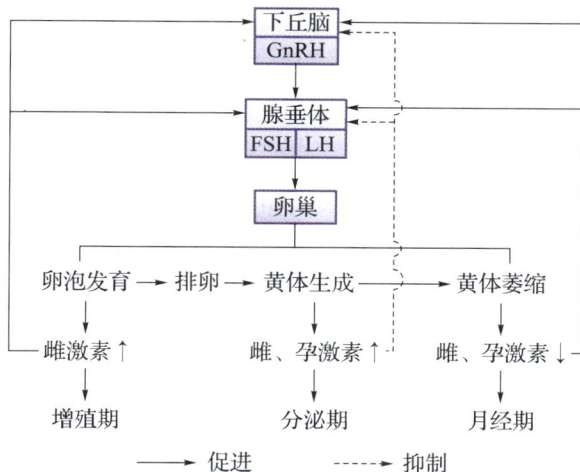

图 12 - 3　月经周期形成示意图

总之,月经周期中子宫内膜的周期性变化是下丘脑-腺垂体-卵巢轴的周期性功能活动产生的,卵巢的周期性变化是月经周期形成的基础,其中任何环节的变化均可引起月经不调。此外,中枢神经系统与下丘脑的功能也密切相关,内环境的变化、社会心理因素的改变及其他器官疾病,都可通过中枢神经系统影响下丘脑-腺垂体-卵巢轴的功能活动,导致月经周期失调。

常用避孕方法

1. 口服避孕药　是目前最常用的避孕方式。

2. 外用避孕工具　如使用阴茎套可以阻止精子进入阴道。使用阴道隔膜和子宫颈帽,使已进入阴道的精子不能进入子宫腔。

3. 外用杀精药物　如外用避孕药片、避孕药膜、避孕药膏、避孕栓、杀精海绵等化学药品,将其放入阴道内能杀死进入阴道的精子或使精子失去活动能力。

4. 切断或堵塞输精管和输卵管前者使睾丸中产生的精子不能排出,后者阻止卵子和精子相遇,是一种永久性的避孕措施。

（邓斌菊）

实验指导

第一部分　实验总论

一、生理学实验课的目的和基本要求

生理学是一门实验科学,生理学实验不仅是生理学研究的重要手段,也是生理学教学的重要组成部分。通过实验教学,可使学生了解一些基本的实验方法,初步掌握生理学实验的基本操作技能,学会一些人体功能活动的检查方法,验证和巩固生理学的基础理论,培养学生实事求是、严格细致的科学态度和主动积极、团结协作的良好作风。为了提高对事物的观察、比较、分析和综合的能力,应:

1. 课前应仔细阅读实验指导,熟悉实验的目的、原理、对象、用品、实验方法、观察项目和注意事项。结合实验复习有关理论知识,熟悉实验的方法和操作程序,并根据理论预测实验应得的结果。

2. 实验过程中,必须严格遵守实验室规则,听从带教老师安排,认真查对实验物品是否齐全、完好,按照实验步骤循序操作,保持实验室的秩序和整洁,爱惜实验设备,注意节约药品、动物、水和电,按照实验指导认真操作,仔细观察实验过程中出现的现象,如实地记录实验结果,并联系相关理论内容进行思考。不得进行与实验无关的活动。实验小组在作实验时,要做好合理分工,各司其职。

3. 实验结束后,及时关闭仪器和设备的电源,将实验用品整理就绪,所用器械擦洗干净,并核对、放好实验用品。如有损坏或短缺,应立即向老师报告。按规定妥善处理实验动物,整理实验记录,分析实验结果,认真填写实验报告,按时交给负责老师评阅。分组做好实验室清洁卫生工作。

二、生理实验室规则

1. 进入实验室必须穿白大衣,携带实验指导、记录本,准时进入实验室。

2. 遵守学习纪律,保持实验室安静;严肃、认真、安全地进行实验,不做与本实验无关的事情。

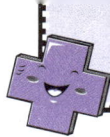

3．实验室的一切物品，未经教师许可，不得擅自取用或带出。

4．各组应用的实验器材、物品，在使用前应检查清楚，不得随意与其他组调换；如遇到仪器失灵或损坏时，应报告，以便及时修理或更换。

5．节约水、电及一切消耗性物品，爱护仪器和实验用品，损坏物品应赔偿。

6．保持实验室整洁，公共器材和药品用毕后立即归还原处，动物尸体和废弃物应放到指定地点。

7．实验完毕，应将实验器材、用品和实验台收拾干净，查点清楚，放还原处。各小组轮流搞好实验室的清洁卫生，关好窗户、水电，经老师检查无误后，方可离开。

三、手术器械和常用生理实验仪器简介

（一）蛙类手术器械

1．剪刀　粗剪刀用于剪骨和皮肤等粗硬组织；手术剪用于剪肌肉和结缔组织；眼科剪用于剪神经和血管等细软组织。

2．镊子　手术镊子用于夹捏组织和牵提切口处的皮肤，眼科镊子用于夹捏心包和血管。

3．金属探针　用于破坏脑和脊髓。

4．玻璃分针　用于分离神经或血管等组织。

5．锌铜弓　是由锌和铜两种金属做成的镊子状器械，是生理学实验中最简单的电刺激器。当锌、铜两尖端与组织接触时，产生电流，对组织施加刺激。实验中常用于检查神经肌肉标本有无兴奋性。

6．蛙心夹　用于夹住心尖，借缚线连接于杠杆或换能器，描记心脏搏动。

7．蛙板　用于固定蛙类，有孔蛙板用于蛙微循环观察。

8．蛙钉或蛙腿夹　用于固定蛙腿。

（二）哺乳类手术器械

1．手术刀　用于切开皮肤和脏器。

2．剪刀　粗剪刀用于剪毛；手术剪用于剪动物软组织、线和敷料；眼科剪用于剪破血管、输尿管以便插管。

3．手术镊　有齿镊用于牵拉切口或夹捏坚韧粗厚的组织以便剥离、剪断或缝合；眼科镊用于夹捏心包和血管。

4．止血钳　钳夹血管或出血点，达止血目的。此外，有齿的止血钳用于提起皮肤切口；无齿的止血钳用于分离皮下组织；较细小的蚊式钳适用于分离小血管及神经周围的结缔组织。

5．动脉夹　用于短时间阻断动脉血流，以便做动脉插管。

6．气管插管　急性实验时用于插入动物气管，以保证麻醉后的动物呼吸道通畅。

7．血管插管　动脉插管用于插入动脉，连接水银检压计以记录动脉血压；静脉插

管用于插入静脉,以便实验中随时向动物体内输注溶液和药物。

8. 解剖台　固定动物,以便实验操作。有兔解剖台、狗解剖台等。

(三)常用生理实验仪器

进行生理学实验所需的仪器总体上可分为以下几类。

1. 刺激装置　多种刺激因素,如光、声、电、温度、机械及化学因素都可引起组织兴奋。在生理学实验中最常用的是电刺激,因为电刺激的强度、频率和时间容易控制,对组织没有损伤或损伤很小,可重复使用。刺激装置包括电子刺激器及与其配合使用的各种刺激电极。

(1)电子刺激器:电子刺激器是能产生电脉冲的仪器。最常用的是方波刺激器。刺激器能精确控制刺激的强度、时间和频率,并通过电极引导电流刺激组织。刺激器通常具有计时、记滴等装置。

(2)刺激电极:常用的有①普通电极:其金属导体裸露少许,用于与组织接触而施加刺激;②保护电极:其金属导体一侧裸露少许,其他部分用绝缘材料包藏,用于刺激在体神经干,以保护周围组织免受刺激;③微电极:可用于刺激单个细胞,也可用来引导单个细胞的电变化。微电极的尖端很细,可直接插入细胞中。

2. 描记装置

(1)描记杠杆:是在记纹鼓上描记肌肉活动时机械变化的传动装置,包括普通杠杆、通用杠杆和肌槽等。

(2)描记气鼓:是利用气体压力变化的传动装置,常用于记录呼吸运动。

(3)检压计:检压计为"U"形玻璃管,是利用液体压力变化的描记装置,可分为水银检压计和水检压计两种,前者用于记录较大的压力如血压,后者用于记录较低的压力如胸内压。

(4)记滴器:是记录液体流出滴数的仪器,有简单记滴器、电子记滴器和光电记滴器等。常用于记录腺体的分泌量和尿的生成量。

(5)电磁标:电磁标是运用电磁感应原理制成作标记记号用的装置。当有电流通过线圈时,铁芯被磁化而吸动描笔,从而在记录纸描出记号。电磁标分别连接于记滴器、计时器和刺激器时,可作滴数记号、时间记号和施加刺激的记号,使用时应把电磁标的描笔笔尖与其他描记笔尖放在同一条垂线上。

3. 换能装置器　生理活动变化的信号需用一定的仪器设备显示记录,才能进行研究,因此,需要一定的装置将其引导到显示记录仪器上。若生理信号是电信号,可以通过引导电极直接导入记录仪器;若生理现象为其他能量形式时,如机械收缩、压力、振动、温度和某种化学成分变化等,都需要将原始生理信号转换为电信号才能导入记录仪器,这就需要各种换能器。

4. 显示记录装置

(1)记纹鼓:记纹鼓是一种较为原始的经典记录仪,可记录伴有机械变化的生理现象,如肌肉收缩、呼吸运动、心脏节律活动和血压波动等。根据动力的不同,可分弹簧记纹鼓和电动记纹鼓。使用时调整适当鼓速,并使描笔尖与鼓面相切。

(2)生理记录仪:生理记录仪灵敏度高,通过适当的换能器或引导电极,可以记录血

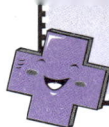

压、心电、脑电、心音、呼吸、胃肠平滑肌、心肌和骨骼肌收缩等多种生理功能的变化,并以曲线形式直接描记在记录纸上,供分析使用。目前常用的记录仪有二道生理记录仪、三道生理记录仪、多道生理记录仪等。

(3)示波器:能把经过放大的生物电信号在荧光屏上显示出具体的波形图像,提供观察、研究和分析,也可借助附加的照相装置拍摄下来,作为记录保存。

(4)计算机生物信号采集处理系统:生物信号种类繁多,强弱不一,因此,对生物信号的观察、记录和分析变得非常复杂,往往需要借助于很多实验仪器,如前置放大器、示波器、记录仪、刺激器等。由于计算机技术的发展,计算机生物信号采集处理系统已在生理学实验中广泛应用,替代了刺激器、放大器、示波器和记录仪等传统的仪器。生物信号采集处理系统是应用大规模集成电路、计算机硬件和软件技术开发的一种集生物信号的采集、放大、显示、处理、存储和分析的一体化仪器。该系统可替代传统的刺激器、放大器、示波器、记录仪,一机多用,功能强大,广泛地应用于生理学、病理学、药理学实验。该系统由硬件和软件两大部分组成,硬件主要完成对各种生物电信号(如心电、肌电、脑电等)与非生物电信号(如血压、张力、呼吸等)的采集,并对采集到的信号进行调整、放大、转换,使之进入计算机。软件主要用来对已经数字化的生物信号进行显示、记录、存储、处理及打印输出,同时对系统各部分进行控制,与操作者进行人机对话。

四、常用生理电解质溶液和实验常用麻醉药的配制

(一)常用生理电解质溶液

生理学实验中常用的生理电解质溶液有多种,成分和用途各有差异(实验表-1)。配制时先将各溶质配成基础溶液,稀释混合,加蒸馏水至所需容量,葡萄糖在临用前加入。实验时宜新鲜配制使用或在低温中保存。

实验表-1　常用生理电解质溶液的成分及配制方法

药品名称	任氏溶液 两栖类	乐氏溶液 哺乳类	台氏溶液 哺乳类小肠	生理盐水 两栖类	哺乳类
氯化钠	6.5 g	9.0 g	8.08	6.05 g	9.0 g
氯化钾	0.14 g	0.42 g	0.28	—	—
氯化钙	0.12 g	0.24 g	0.2 g	—	—
碳酸氢钠	0.20 g	0.1～0.3 g	1.0 g	—	—
磷酸二氢钠	0.01 g	—	0.05 g	—	—
氯化镁	—	—	0.1 g	—	—
葡萄糖	2.0 g(可不加)	1.0～2.5 g	1.0 g	—	—
加蒸馏水至	1 000 ml	1 000 ml	1 000 ml	1 000 ml	1 000 ml

(二)实验常用麻醉药的配制

在实施手术前,需将动物麻醉。不同种属的动物对不同麻醉药的敏感性不同,各种麻醉药对动物生理功能的影响和麻醉持续时间也不同。因此,麻醉药的选择对实验的顺

利进行和获得理想的实验结果非常重要。理想的麻醉药应具备以下三个条件：①麻醉完善，麻醉持续时间大致满足实验要求；②对动物的毒性及所观察的指标影响最小；③使用方便。常用麻醉药计量和给药途径见实验表-2。

实验表-2　生理实验常用麻醉药物（mg/kg）

药物名称	给药途径	狗	家兔	小白鼠	维持时间
乙醚	吸入	适量	适量	适量	不定
戊巴比妥钠	静脉注射	25～35	25～40	25～70	2～4 h
	腹腔注射	25～35	35～40	40～70	2～4 h
苯巴比妥钠	静脉注射	80～100	100～160	—	4～6 h
	腹腔注射	80～100	150～200	—	4～6 h
硫喷妥钠	静脉注射	20～30	30～40	25～30	15～30 min
	腹腔注射	—	60～80	50	—
氨基甲酸乙酯	静脉注射	750～1000	750～1000	—	2～4 h
	腹腔注射	750～1000	750～1000	—	2～4 h

五、实验报告书写要求

生理学实验课中，实验报告是对实验的全面总结，是理论联系实际及知识应用的重要环节。因此，学生应按照实验的具体内容和要求，独立认真地完成实验报告。因实验内容不同，可用填表、叙述等形式写出报告。

实验报告的具体格式参见如下。

生理学实验报告

姓名_____　　班级_____　　组别_____　　日期_____

实验序号及实验名称

实验目的：_____
实验原理：_____
实验方法：_____
观察项目与结果：_____
实验分析：_____

填写实验报告时需要注意以下几点：

1. **实验报告**　要求书写整洁、字迹端正、用词规范，文字应简练、通顺、简明扼要、实事求是。

2. **实验结果的记录**　按照实验方法，根据观察及时客观地做出实验记录，不能在实验后根据回忆追记或靠主观想象描述。①有实验记录曲线的，应进行合理的剪切、归类，也可自己仿制记录曲线，在实验报告的适当位置进行粘贴，并加以必要的文字说明；

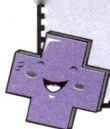

②实验结果是数据的,可绘制成表格进行准确表达;③如对实验结果进行文字描述,应科学、正确、客观和简明。

3. 实验结果分析　依据实验中获取的实验结果,结合学过的理论知识对结果进行解释,并提出自己的见解和认识,以提高分析问题、解决问题的能力。如果出现非预期的结果时,应分析其可能的原因,求得合理解释。

4. 实验结论　实验结论是从实验结果中归纳出的概括性判断,即本次实验所验证的理论概要。对照实验目的、原理,通过实验结果分析,总结实验结果中具有代表性的内容,给予简要归纳,以体现出实验结论中存在的规律性的理性认识。实验中未能推导出理论结论的实验结果,可不写入实验结论。

（杨祎新）

第二部分　实验各论

实验一　刺激与反应

◉ 实验目的

观察刺激强度与肌肉收缩幅度的关系,观察不同刺激频率与肌肉收缩形式的关系。

◉ 实验对象

蟾蜍或蛙。

◉ 实验用品

蛙手术器械、电刺激器、信号采集系统、肌槽、张力换能器、任氏液。

◉ 实验方法

1. 破坏脑脊髓　取蛙一只,左手握住蛙,用食指压住其头部前端使头前俯(实验图 1-1),右手持探针从相当于枕骨大孔处垂直刺入,将探针向前刺入颅腔。左右搅动捣毁脑组织,然后将探针退回原处,再向后刺入脊椎管捣毁脊髓。脑脊髓完全破坏后,蛙的四肢松软,呼吸消失。

2. 剪除无关部分　左手提起蛙的后肢,右手持粗剪刀在骶髂关节水平以上 0.5～1.0 cm 处横断脊柱,再沿脊柱两侧剪开蛙的皮肤,使头、前肢及内脏自然下垂,剪除无关部分。

3. 剥皮　左手捏住脊柱断端,右手捏住其上的皮肤边缘,向下剥掉全部后肢的皮肤。

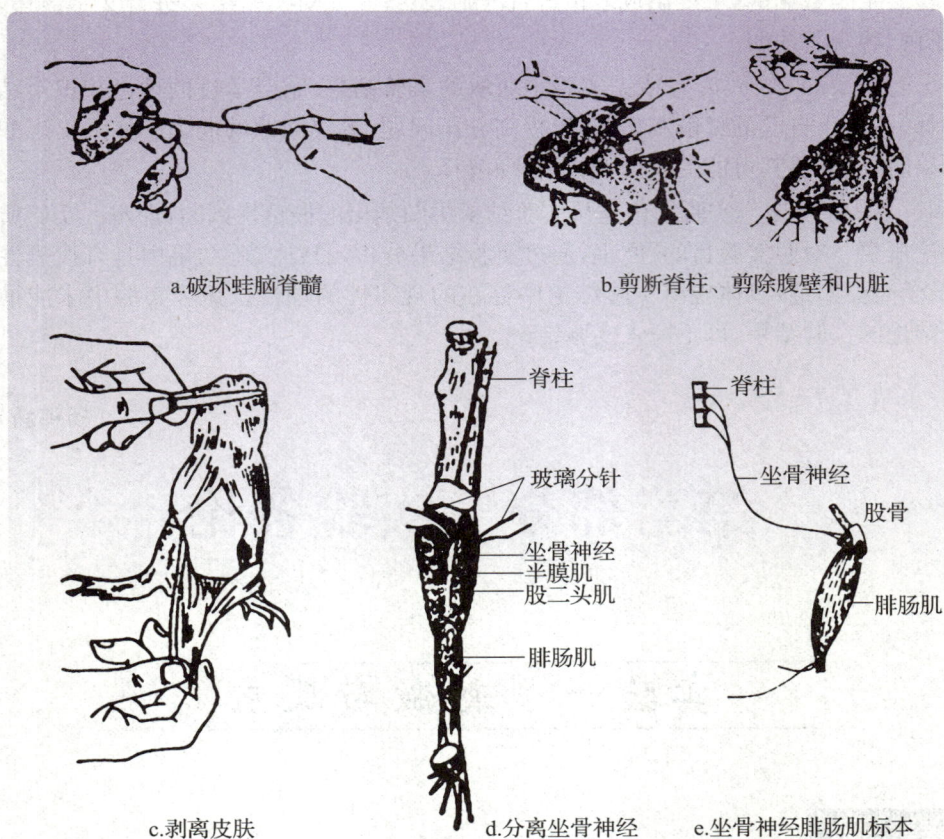

a.破坏蛙脑脊髓　　　　　　　　　　b.剪断脊柱、剪除腹壁和内脏

c.剥离皮肤　　　　　　d.分离坐骨神经　　　e.坐骨神经腓肠肌标本

脊柱

玻璃分针

坐骨神经
半膜肌
股二头肌

腓肠肌

脊柱

坐骨神经

股骨

腓肠肌

实验图-1　蟾蜍坐骨神经-腓肠肌标本的制备

4. 分离两腿　沿脊柱正中剪开并再向下于耻骨联合中央剪开两侧大腿。

5. 游离坐骨神经　将下肢标本背位固定于蛙板上,用玻璃分针沿脊柱内侧游离坐骨神经,经梨状肌及其附近的结缔组织、坐骨神经沟,游离神经至腘窝,保留并提起脊柱残端,剪去沿途分支。

6. 完成标本制备　将游离的坐骨神经搭于腓肠肌上,在膝关节周围剪掉大腿全部肌肉,并用粗剪刀将附着在股骨上的组织刮干净,然后在股骨的中部剪去上段的股骨。在跟腱处穿线结扎后剪断跟腱,游离腓肠肌致膝关节处,然后保留膝关节将小腿其余部分剪掉,制成坐骨神经-腓肠肌标本。

将股骨残端固定于肌槽的小孔内,坐骨神经置于肌槽的刺激电极上,腓肠肌跟腱的结扎线与张力换能器相连,将张力换能器固定于铁支架的双凹夹上,连接仪器,开始记录。

◉ 观察项目

1. 用不同的刺激强度给予刺激,观察曲线的变化。
2. 改变刺激的频率,记录肌肉收缩形式的改变。

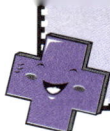

实验二　反射弧分析

实验目的

通过实验分析组成反射弧的五个部分,观察反射弧的完整性与反射活动的关系。

实验对象

人。

实验原理

反射弧结构和功能的完整是实现反射活动的必要条件。反射弧的任何一部分的结构或功能受到破坏,反射活动均不出现。

实验用品

蛙、蛙类手术器械一套、铁支架、双凹铁夹、电子刺激器、小烧杯、培养皿、滤纸、药用棉球、0.5%和1%H_2SO_4、清水。

实验方法

1. 左手握住蛙体与前肢,用食指按压蛙头的前部,使头前俯。右手持探针由头前端沿正中线向尾端触划,触及凹陷处即枕骨大孔。将探针由枕骨大孔垂直刺入,然后向前刺入颅内,将针左右搅动,捣毁脑组织。

2. 制备好脊蛙后,用肌夹将蛙下颌夹住,挂在铁支架上。

观察项目

1. 用培养皿中的0.5%H_2SO_4浸没蛙的左脚趾,观察有无屈肌反射活动。出现反应后,立即用清水洗净脚趾,再用纱布轻轻擦干。

2. 在左踝关节处作一环形切口,剥去左脚趾皮肤,重复前一项操作,并观察结果。

3. 用0.5%H_2SO_4溶液浸没右脚趾端,观察有无屈肌反射发生。刺激后用清水洗净。

4. 在右后腿背面皮肤上作一纵形切口,用玻璃分针分开股二头肌和半膜肌,钩出坐骨神经并剪断,再用0.5%H_2SO_4溶液刺激该侧足趾皮肤,观察有无屈腿反射。

5. 将浸泡1%H_2SO_4的纸片贴于蛙的腹部皮肤,观察四肢反应。

6. 用探针插入脊蛙椎管,捣毁脊髓,将浸泡1%H_2SO_4的纸片贴于蛙的腹部皮肤,观察四肢反应。

实验三 ABO 血型的鉴定

🔘 **实验目的**

学会鉴定 ABO 血型的方法,加深理解血型分型依据。

🔘 **实验对象**

人。

🔘 **实验原理**

A 抗原＋抗 A 抗体→红细胞凝集。

B 抗原＋抗 B 抗体→红细胞凝集。

🔘 **实验用品**

血型分型试剂、采血用具、双凹玻片、记号笔、75％乙醇棉球、干棉球、牙签、显微镜等。

🔘 **实验步骤**

1. 取干净双凹玻片一块,用记号笔在两端分别标明 A、B 字样。

2. 在 A、B 两端的中央,分别滴加抗 B 和抗 A 抗体,注意不可混淆。

3. 消毒耳垂或无名指指腹皮肤,用消毒针刺破皮肤,用两根牙签各取少许血液,分别加入 A、B 两端的抗体中,并用牙签将血液和抗体充分混匀。

4. 放置 10～15 分钟后,用肉眼观察有无凝集现象,然后根据观察结果判断受检者的血型(实验图-2)。

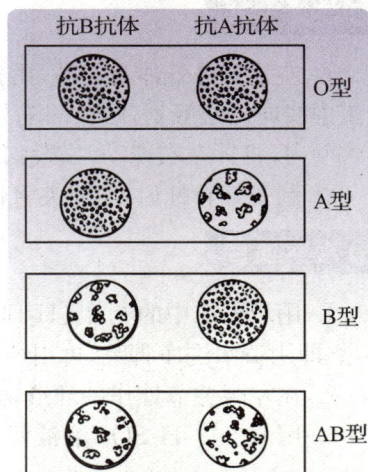

实验图-2 ABO 血型鉴定

🔘 **注意事项**

1. 采血针及皮肤必须严格消毒。

2. 用牙签混合血液和抗体时,严防两种抗体混淆。

3. 肉眼不能确定有无凝集现象时,应在低倍显微镜下观察。

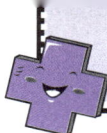

实验四　人体心音听诊

实验目的

学习心音的听取方法,了解正常心音的特点。

实验对象

人。

实验用品

听诊器。

实验方法

将听诊器的胸件置于受试者心前区的胸壁上,即可听取心音。

1. 确定听诊部位

(1) 受试者解开上衣,面向亮处,静坐。检查者坐在对面。

(2) 观察(或用手触诊)受试者心尖搏动的位置和范围。

(3) 确定心音听诊的各个部位(实验图-3)。①二尖瓣听诊区:左侧第 5 肋间锁骨中线稍内侧(心尖搏动处)。②三尖瓣听诊区:胸骨右缘第 4 肋间或胸骨剑突下。③主动脉瓣第一听诊区:胸骨右缘第 2 肋间。④肺动脉瓣听诊区:胸骨左缘第 2 肋间。

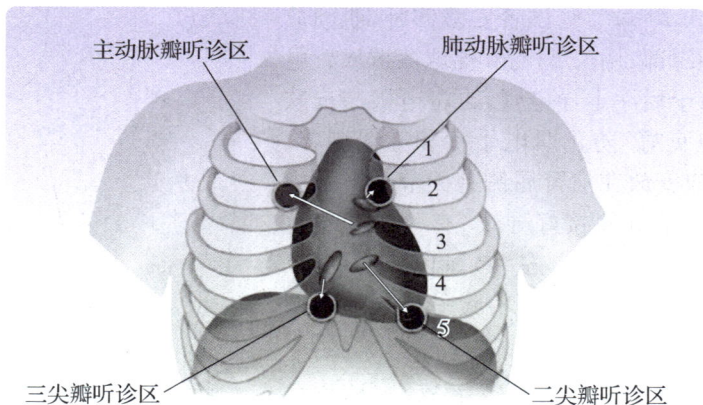

实验图-3　心脏瓣膜解剖部位及瓣膜听诊区

2. 听心音

(1) 检查者戴好听诊器,用右手的拇指、示指和中指轻持听诊器的胸件,紧贴受试者胸壁,以与胸壁不产生摩擦为度。按照上述听诊顺序依次进行听诊。

(2) 注意区分两个心音,比较在不同部位听诊时两心音的强弱。

(3) 听诊内容:心率、心律。

注意事项

1. 室内保持安静。

2. 听诊器耳器弯曲方向要与外耳道一致。

3. 听诊时,对听诊器的胸件按压要适度,橡皮管不要触及他物,以免相互摩擦产生杂音,影响听诊。

实验五　人体心电图描记

实验目的

学习人体心电图的记录方法。了解人体正常心电图、各波形及间期的生理意义。

实验对象

人。

实验用品

心电图机、检查床;导电膏、分规;75%乙醇棉球。

实验方法

1. 心电图机连接电源　心电图机接好地线、导联线和电源线,预热5分钟。

2. 电极的安放　受试者安静仰卧,肌肉放松,裸露腕部和踝部,用75%乙醇棉球擦拭放置电极处的皮肤,待干后涂上导电膏,再将电极与皮肤固定,保证导电良好,防止肌电干扰和基线漂移。肢体导联电极应安放在前臂屈侧腕关节上方及内踝上方。按规定的导联接好导线(有一定的颜色标志):红色—右手,黄色—左手,绿色—左足,黑色—右足,白色—胸导联导线(实验图-4)。

3. 心电图的记录

(1)校正输入信号电压放大倍数:旋动校正键,1 mV标准电压应使描记振幅恰好为10 mm。

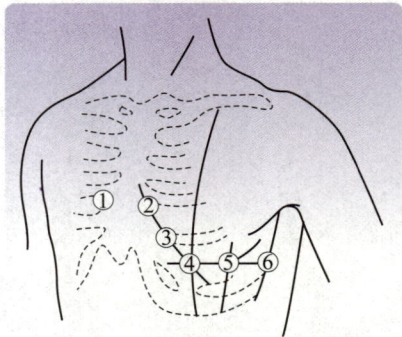

实验图-4　胸导联电极安放部位

(2)描记各导联心电图:用导联选择开关分别选择标准肢体导联Ⅰ、Ⅱ、Ⅲ,加压单极肢体导联 aVR、aVL、aVF,胸导联 V_1、V_2、V_3、V_4、V_5、V_6 等十二个导联进行描记。

(3)在记录纸上注明各导联代号,受试者姓名、年龄、性别及记录日期。

4. 心电图的分析

(1)辨认波形:取下心电图记录纸,辨认 P 波、QRS 波、T 波、PR 间期、ST 段以及 QT 间期。

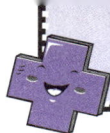

（2）测量波幅及时间：纵坐标表示电压，每小格代表 0.1 mV（每小格为 1 mm），横坐标表示时间，每小格代表 0.04 s（每小格为 1 mm）。用分规测量。测量波幅值时，凡向上的波均应测量从基线上缘至波峰顶点的距离，凡向下的波，均应测量基线下缘至波谷底点的距离。以标准导联Ⅱ为例，参照图 4-5，测量各波电压幅值、PR 间期及 QT 间期，观察 ST 段有无移位。

（3）心率的测定：测量相邻两个心动周期的 RR 间期（或 PP 间期），代入下式即可。如心律不齐，应测量 5 个 RR 间期，求其均值，再代入公式：心率（次/分）＝60/RR 间期（秒）

（4）心律的分析：包括主导心律的判定；心律是否规则；有无期前收缩或异位节律。分析时，首先要认出 P 波、QRS 波，根据 P 波决定基本心律。窦性心律心电图表现为：P 波在Ⅱ导联中直立，aVR 导联中倒置；PR 间期在正常值范围（0.12～0.20 秒）。成年人正常窦性心律的心率为 60～100 次/分。

◉ 注意事项

1. 受试者宜静卧数分钟，肌肉尽量放松，避免大呼吸动作，防止寒冷引起肌紧张，甚至寒战，影响记录。

2. 记录心电图时，先将基线调到中央，使图形能在纸的中央描出。防止造成基线不稳和干扰的因素。基线不稳或有干扰时，应排除后再进行描记。

3. 在变换导联时，必须将输入开关关上，再转动导联选择开关。

4. 记录完毕后，将电极和皮肤擦净，心电图各控制旋钮复位，最后切断电源。

实验六 蛙心搏动观察及心搏起源分析

◉ 实验目的

利用结扎的方法来观察蛙心起搏点和蛙心不同部位的自律性高低。

◉ 实验对象

蛙或蟾蜍。

◉ 实验用品

蛙解剖器械、蛙心夹、滴管、丝线及任氏液等。

◉ 实验方法

1. 取蛙一只，用探针破坏脑和脊髓后，将蛙仰卧位固定在蛙板上。用剪刀将胸骨表面皮肤剪除，并沿中线剪开胸骨，可见心脏在心包中搏动。剪开心包暴露出心脏。

2. 识别静脉窦、心房和心室。观察它们的搏动顺序和搏动频率（实验图-5）。

3. 用细镊子在主动脉干下穿一线备用。用玻璃针穿过主动脉干下面，将心尖翻向头端,暴露心脏背面,在静脉窦和心房交界的半月形白线(窦房沟)将线作结扎,以阻断静脉窦和心房之间的传导(斯氏第一结扎)。观察静脉窦是否在继续搏动,心房和心室的搏动是否停止。

4. 待心房、心室恢复搏动后,分别计数单位时间内静脉窦和心房、心室的搏动次数,观察两者是否一致。

5. 在心脏的背面放一条丝线,再在心脏的前面沿房室沟作结扎,以阻断心房和心室之间的传导(斯氏第二结扎)。

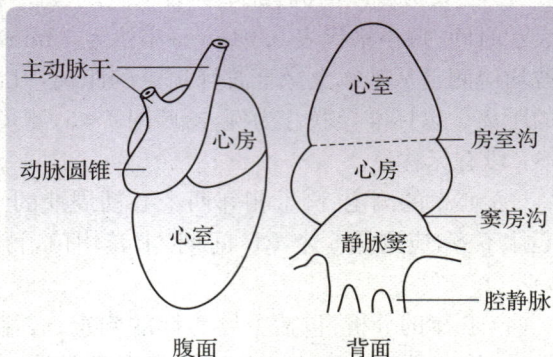

实验图-5 蛙心外形

6. 待心房、心室分别恢复搏动后,观察心房和心室两者的搏动频率是否一致。

注意事项

1. 破坏蛙脑和脊髓时,要注意止血,防止出血过多。
2. 剪心包时要小心,不要剪破心脏。
3. 翻看静脉窦时,用蛙心夹夹住心尖部(在心室收缩时夹),注意不要夹破心脏。
4. 认清窦房沟后作结扎,扎后无需松开。
5. 辨认清楚房室沟后再作结扎。

实验七 体液因素对离体蛙心活动的影响

实验目的

观察不同离子、激素及酸碱度对心脏活动的影响。

实验对象

蛙或蟾蜍。

实验用品

记纹鼓或二道记录仪、蛙心夹、杠杆、张力换能器、蛙心插管、丝线、双凹夹、铁架台、蛙手术器械、任氏液、4% NaCl、2% $CaCl_2$、1% KCl、3%乳酸、2.5% $NaHCO_3$、1∶10 000 肾上腺素溶液及1∶10 000 乙酰胆碱溶液。

实验方法

1. 破坏蛙的脑和脊髓,将蛙固定于蛙板上,暴露心脏。

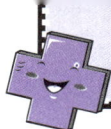

2. 结扎右主动脉。在左主动脉后方穿一根丝线,打一松结。在右主动脉根部剪一小斜口,将剩有少量任氏液的蛙心插管由此插入动脉球,直达心室腔。观察插管中的任氏液面是否随心搏而上下移动。若已进入心室则结扎,固定于插管的小突起上。在静脉窦和静脉交界处结扎,连同静脉窦一同将蛙心剪下。用任氏液反复冲洗心室内余血,以防血块堵塞插管(实验图-6)。

3. 用有连线的蛙心夹在心舒期夹住心尖。丝线连到杠杆上,笔尖接触记纹器鼓面。如用二道记录仪,丝线连在张力换能器上(实验图-7)。

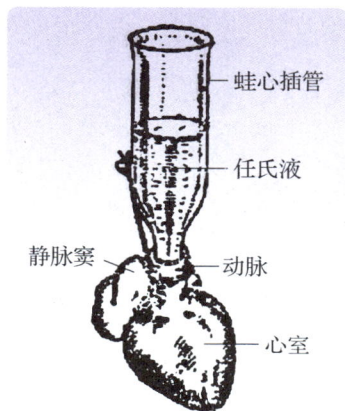

实验图-6 插管进入心室示意图

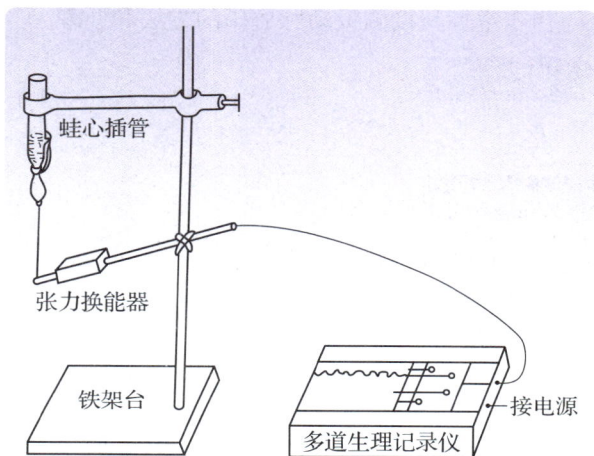

实验图-7 蛙心灌流实验装置示意图

观察项目

1. 打开记纹鼓或记录仪描记正常心搏曲线,注意观察心跳频率和收缩强度。

2. 向蛙心插管内加入 2% $CaCl_2$ 溶液 2~3 滴,观察心跳变化。多次更换新鲜任氏液以使心搏恢复。

3. 加入 0.65% NaCl 溶液 3~5 滴,观察心搏变化。变化明显后,立即吸除插管中液体,用新鲜任氏液换洗数次,使插管内液面保持原高度。待心跳恢复正常后,继续进行以下各项实验。

4. 加入 1% KCl 溶液 1~2 滴,观察心搏变化。更换新鲜任氏液,使心跳恢复。

5. 加入 1∶10 000 肾上腺素溶液 1~2 滴,观察心搏变化。更换新鲜任氏液,使心跳恢复。

6. 加入 1∶10 000 乙酰胆碱溶液 1~2 滴,观察心搏变化。更换新鲜任氏液,使心跳恢复。

7. 加入 3% 乳酸溶液 1~2 滴,观察心搏变化。当作用出现后立即进行下步。

8. 加入 2.5% $NaHCO_3$ 溶液 1~2 滴,观察心搏变化。

注意事项

1. 摘除蛙心时应近静脉端剪断,勿损伤静脉窦。

2. 蛙心夹与杠杆连线不要牵拉过紧,以防损伤心室。

3. 当实验结果明显出现时,应立即将蛙心插管内液体吸出换以任氏液,待心跳恢复正常后再进行下一步实验。此时,可用任氏液冲洗数次,使心肌迅速恢复。

实验八　人体动脉血压测量

⬤ 实验目的

初步掌握间接测量动脉血压的方法和原理。

⬤ 实验对象

人。

⬤ 实验用品

血压计、听诊器。

⬤ 实验方法

1. 熟悉血压计的结构。血压计由玻璃刻度管、水银槽、袖带和充气球四部分组成。玻璃检压计上端通大气,下端通水银槽。两者之间装有开关,用时打开,使两者相通。不用时应使水银回到水银槽内,然后关闭开关,以防水银漏出。袖带是一个外包布套的长方形橡皮气囊,橡皮管分别与检压计的水银槽和橡皮充气球相通。橡皮充气球是一个带有放气阀的球状橡皮囊。

2. 测量动脉血压。

（1）受试者脱去一臂衣袖,静坐 5 分钟以上。

（2）松开血压计上橡皮充气球的螺帽,驱出袖带内残留气体,然后将螺帽旋紧。

（3）受试者前臂平放桌上,手掌向上,使上臂与心位置等高。将袖带缠于上臂,使袖带下缘在肘横纹上 2 cm 处,松紧适宜（实验图-8）。

（4）在肘窝上方内侧用手指触摸到肱动脉搏动后（肱二头肌肌腱稍内侧）,将听诊器胸件置于搏动最明显处。

（5）戴好听诊器。

⬤ 观察项目

1. 测量收缩压　用右手持橡皮球,将空气充入袖带内,使血压表上的水银柱逐渐上升,直至触不到桡动脉脉搏。此时再继续充气使水银柱再上升 20 mmHg。随后用右拇指和示指转动充气球开关的螺帽,徐徐放气,以降低袖带内压力。在水银柱缓慢下降的同时仔细听诊。当突然听到"嘣"样的第一声时,血压表上所示水银柱的高度即是收缩压的数值。

2. 测量舒张压　继续缓慢放气,声音先由弱到强,然后,突然由强变弱而后逐渐消失。在声音突然改变的一瞬间,血压表上所示的水银柱高度即是舒张压。

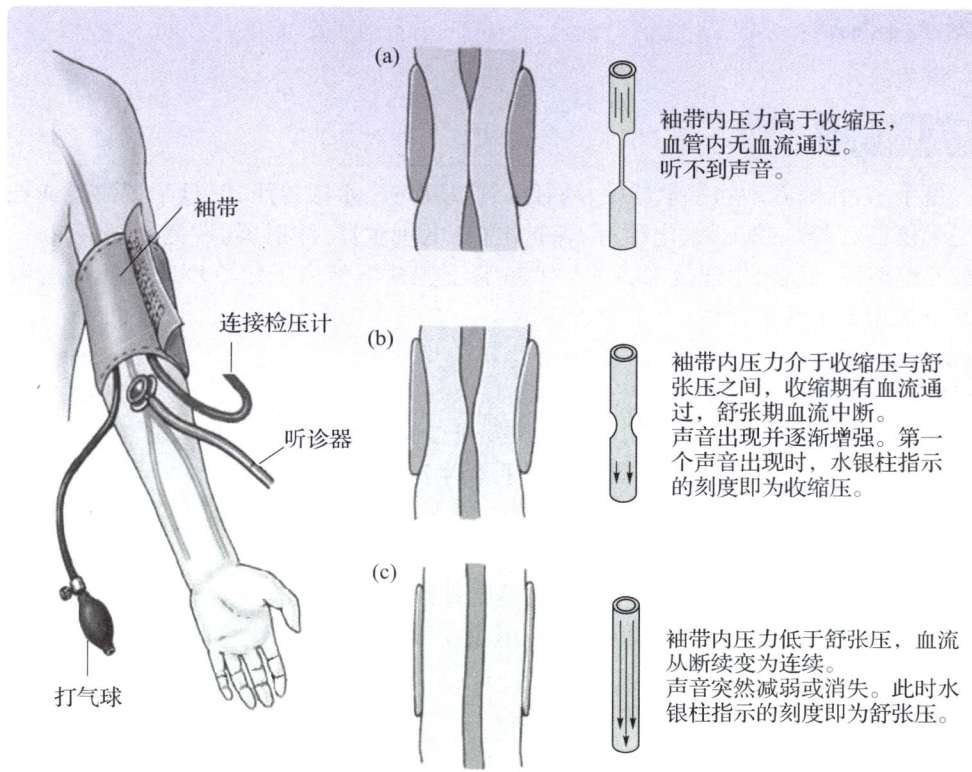

(a) 袖带内压力高于收缩压，血管内无血流通过。听不到声音。

(b) 袖带内压力介于收缩压与舒张压之间，收缩期有血流通过，舒张期血流中断。声音出现并逐渐增强。第一个声音出现时，水银柱指示的刻度即为收缩压。

(c) 袖带内压力低于舒张压，血流从断续变为连续。声音突然减弱或消失。此时水银柱指示的刻度即为舒张压。

袖带
连接检压计
听诊器
打气球

实验图-8 人体动脉血压测量

注意事项

1. 室内必须保持安静，以利于听诊。

2. 上臂位置应与心脏在同一水平上。

3. 听诊器的胸件放于肱动脉搏动处，不可用力压迫动脉，也不可放于袖带下面。

4. 如果一次没有测量准确需重复测量时，压力必须降低到 0，让受试者上臂血液流通，间隔数分钟后再测量。

5. 测量血压前受试者要保持安静，排除精神紧张等因素的影响。

实验九　哺乳动物动脉血压的调节

实验目的

观察神经、体液因素对动脉血压的影响。

◉ 实验对象

家兔。

◉ 实验用品

兔手术台、哺乳动物手术器械、动脉插管、动脉夹、水银检压计、电子记纹鼓或二道生理记录仪、双凹夹、铁支架、电磁标、保护电极、电刺激器、注射器、有色丝线等、20％氨基甲酸乙酯溶液、肝素、生理盐水、1∶10 000 肾上腺素溶液、1∶10 000 乙酰胆碱溶液、1∶10 000 去甲肾上腺素溶液。

◉ 实验方法

1. 安装测压描记装置，使用电动记纹鼓或二道记录仪进行实验记录。

2. 将麻醉后的家兔仰卧位固定于兔手术台上。

3. 手术步骤如下。

（1）气管插管。

（2）分离右侧颈总动脉、减压神经与迷走神经，并穿不同颜色的丝线备用。

（3）在左侧颈总动脉插入动脉插管，用橡胶导管连接于水银检压计或压力换能器，以测量动脉血压。

◉ 观察项目

1. 描记正常血压曲线，识别一级波（心波）与二级波（呼吸波）。

2. 用动脉央夹闭右侧颈总动脉，阻断血流 15 秒，观察血压和心率的变化。

3. 刺激右侧减压神经（不切断），观察血压变化。用两条丝线在神经分别结扎右侧减压神经，于两结扎点中间将神经剪断。用保护电极以同样的刺激强度和频率分别刺激剪断的中枢端与外周端，观察血压变化。

4. 结扎右侧迷走神经后，在结扎线的头侧端将神经剪断，然后用保护电极刺激其外周端，观察血压变化。

5. 从耳缘静脉注射 1∶10 000 肾上腺素溶液 0.3 ml，观察血压变化。

6. 从耳缘静脉注射 1∶10 000 乙酰胆碱溶液 0.2 ml，观察血压变化。

7. 从耳缘静脉注射 1∶10 000 去甲肾上腺素溶液 0.2 ml，观察血压变化。

8. 股动脉放血 20～30 ml，观察血压变化。然后静脉注射生理盐水 40～60 ml，观察血压变化。

9. 从耳缘静脉注射垂体后叶素 5 U，观察血压变化。

◉ 注意事项

1. 麻醉药注射要缓慢，不宜麻醉过深，注意保温。

2. 每项实验须待血压恢复正常后进行，以作对照。

3. 抗凝药可使用 5％枸橼酸钠，动脉插管和与其相连的胶管、水银检压计内充满枸橼酸钠溶液。

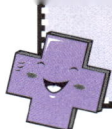

实验十 肺活量的测定

实验目的

学会简单肺量计的使用及肺活量测定的方法。

实验对象

人。

实验用品

简单肺量计，75％乙醇棉球。

实验方法

1. 测定前，将肺量计外筒盛水至筒内通气管顶端下 3 cm 处，将浮筒内空气排出，调整指针于"0"位后，关闭排气活塞，用 75％乙醇棉球消毒吹嘴。

2. 受试者先练习作几次深呼吸运动（鼻吸气，口呼气），而后在深吸气之末，向肺量计吹嘴从容缓慢作最大呼气至不能再呼气为止，此时指针所指的数值，即为肺活量。如此可连测 3 次，取其中最大值为标准。

注意事项

1. 每次使用肺量计前，应预先检查肺量计是否漏气、漏水，平衡锤的重量是否合适。
2. 肺量计中的水装得不能太少或太多。
3. 吹气时应防止从鼻孔或口角漏气。

实验十一 呼吸运动的调节

实验目的

观察某些因素对呼吸运动的影响，加深理解呼吸运动的调节。

实验对象

家兔。

实验用品

兔，记纹器或记录仪，描记气鼓，电磁标，刺激装置，计时器，兔手术台，哺乳动物手术器械一套,家用剪刀,气管插管,20 ml 与 1 ml 注射器,橡皮管,钠石灰,气囊,20％氨基甲酸乙酯溶液,3％乳酸溶液,CO_2 气袋,等渗盐水,纱布及线等。

实验步骤

1. 动物准备　用氨基甲酸乙酯按 1 g/kg 将兔麻醉后,背位固定于兔手术台,剪去颈部的毛,沿中线纵切颈部皮肤,分离出气管,在其下穿一棉线,于喉下剪开气管,插入气管插管,以棉线固定之。再于两侧颈总动脉旁用蚊式止血钳分离出两侧迷走神经,在其下方穿线备用。上述手术完毕用热盐水纱布覆盖手术野。

2. 描记准备

(1) 记纹器描记:将描记气鼓上的橡皮管和气管插管一侧开口连接,调整气管插管另一侧的短橡皮管的口径,使气鼓薄膜波动大小适当,而后使描笔与记纹器面成切线接触(实验图-9)。下面装两个电磁标,分别作为刺激与时间标记,并使其笔尖与气鼓笔尖在一条垂直线上。

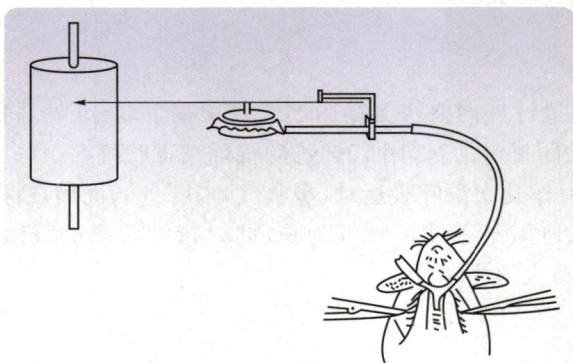

实验图-9　描记连接示意图

(2) 记录仪描记:用蛙心夹夹住胸腹部呼吸运动最明显处,蛙心夹另一端与换能器相连。将换能器与记录仪的输入端相连,进行观察和记录。

观察项目

开动记纹器或记录仪,描记一段呼吸运动曲线。然后进行下列项目。

1. 增加吸入气中 CO_2　将气管插管开口端与 CO_2 气袋的橡皮管口相对,打开 CO_2 气袋上的螺旋,使一部分 CO_2 进入气管插管内,观察呼吸运动有何变化。

2. 造成缺 O_2　将气管插管的开口侧通过一钠石灰瓶与盛有一定量空气的气囊相连,使呼出的 CO_2 钠石灰吸收。随着呼吸进行,气囊内的 O_2 便越来越少,观察呼吸运动的变化情况。

3. 增大无效腔　将气管插管开口端连接一长约 50 cm 的橡皮管,使无效腔增大,观察对呼吸运动的影响。

4. 改变血液 pH 值　由耳缘静脉注入 3％乳酸溶液 2 ml,观察呼吸运动的变化。

5. 切断迷走神经　先切断一侧迷走神经,观察呼吸运动的变化;再切断另一侧,对比切断迷走神经前后的呼吸频率和深度的变化情况。

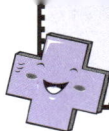

注意事项

1. 每项实验前都要有正常呼吸曲线对照。本实验记录方法的曲线向上为呼,向下为吸。

2. 耳缘静脉注 3% 乳酸溶液时勿使其漏出血管外。

3. 插气管要注意止血,使呼吸道通畅。

4. 增加吸入 CO_2 时不可过多过猛。

实验十二 人体体温的测量

实验目的

掌握水银体温计进行人体体温的测量方法。

实验对象

人。

实验原理

运用体温计对人体体温进行测量,以获得体温值,说明体温可以通过人为而获取,并可推断其临床意义。

实验用品

水银体温计、75% 乙醇棉球、干棉球、记录表等。

实验方法

1. 受试者取自由体位,安静 5 分钟以上。

2. 将口腔体温计取出,用干棉球擦干;观察其指示刻度是否在 35 ℃ 以下。

3. 测量口腔(舌下)温度。将口腔体温计的水银端斜放在舌下,紧闭口唇,切忌牙咬,5 分钟后取出擦净并读数、记录。

4. 测量腋窝温度。将体温计水银端置于腋窝中央,直接与皮肤接触,并让受试者屈臂过胸夹紧,以形成人工体腔,10 分钟后取出擦净并读数、记录。

注意事项

1. 体温计用消毒溶液浸泡消毒,测试前用干棉球拭干,将其批示刻度甩至 35 ℃ 以下。

2. 测量口腔(舌下)温度时,防止牙咬,破裂,水银外流伤害身体;测量腋窝温度时,有汗需擦除;如腋下有创伤、炎症或手术后,肩关节受伤或消瘦不能夹紧体温计者,不宜用此法测量。

3. 严格掌握测量时间，防止时间不够影响体温测量的准确性。

4. 运动后至少安静 10 分钟以上再测量。

实验十三　影响尿生成的因素

实验目的

通过观察若干因素对家兔尿生成过程的影响，加深理解影响尿生成的因素及影响机制。

实验对象

家兔。

实验原理

尿生成的过程包括肾小球滤过、肾小管和集合管的重吸收及分泌作用，凡能影响这三个环节的因素，都能引起尿的质和量发生变化。

实验用品

哺乳动物手术器材、二道生理记录仪或记纹鼓、血压换能器或水银检压计、电磁标、记滴器、电刺激器、保护电极、注射器、试管、试管夹、酒精灯、烧杯、纱布、线、膀胱插管（或细输尿管插管一对）、0.9％NaCl 溶液、20％葡萄糖溶液、1.5％戊巴比妥钠溶液或 20％氨基甲酸乙酯溶液、1∶10 000 去甲肾上腺素溶液、抗利尿激素、呋噻米（速尿）、班氏试剂、3％柠檬酸钠溶液或肝素。

实验方法

1. 麻醉和固定动物。

2. 颈部手术和血压描记与"哺乳动物血压调节实验"相同，分离右侧迷走神经，穿线备用。

3. 尿液收集可采用膀胱插管法或输尿管插管法。

（1）膀胱插管法：在耻骨联合上方，沿正中线作 2～3 cm 的皮肤切口，沿腹白线剪开腹腔，将膀胱移出体外。在膀胱顶部做一个荷包缝合，在缝线中心作一小切口，插入膀胱插管，收紧缝线关闭其切口，膀胱插管通过橡皮管与记滴装置相连。

（2）输尿管插管法：在耻骨联合上方，沿正中线作 4～5 cm 的皮肤切口，沿腹部白线剪开腹腔壁暴露膀胱，用手轻轻拉出并向下翻转膀胱，在其底部找到双侧输尿管，用线在双侧输尿管近膀胱处分别进行结扎。在结扎部位上方各剪一斜口，将两根充满生理盐水的细输尿管插管向肾的方向分别插入输尿管内，然后用线结扎固定。手术完毕，用 38 ℃盐水纱布覆盖切口，将两根细插管并在一起与记滴装置相连。

观察项目

1. 调试好记录装置，记录一段正常血压曲线和尿滴作为对照。

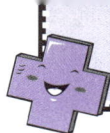

2. 由耳缘静脉注入 37 ℃ 的生理盐水 20 ml,观察血压和尿量的变化情况。

3. 剪断右迷走神经,用保护电极以中等强度的电流反复刺激其外周端,让血压下降到 50 mmHg 左右且维持 30 秒,观察尿量的变化情况。

4. 静脉注射 1∶10 000 去甲肾上腺素 0.5 ml,观察血压和尿量的变化情况。

5. 静脉注射抗利尿激素 2 U,观察血压和尿量的变化情况。

6. 取尿液 2 滴,用班氏试剂作尿糖定性实验;再由耳缘静脉注入 20% 葡萄糖溶液 5 ml,观察尿量的变化情况。待尿量明显变化后再取尿液 2 滴作糖定性实验。

7. 静脉注射呋塞米(5 ml/kg),观察尿量的变化情况。

8. 分离一侧股动脉,插入动脉插管进行放血,使血压迅速降到 50 mmHg 左右,观察血压和尿量的变化情况。

9. 从静脉迅速补充生理盐水 20～30 ml,观察血压和尿量的变化情况。

注意事项

1. 因本实验项目多,损伤较大,需选用体质强壮的家兔。为保证实验中有足够的尿量,实验前给家兔多喂新鲜蔬菜。

2. 手术操作应轻柔,避免出现损伤性尿闭。剪开腹膜时避免损伤内脏。输尿管插管一定要插入管腔内,不要误入管壁的肌层与黏膜之间。

3. 本实验要做多次静脉注射,应注意保护耳缘静脉;静脉穿刺从耳尖开始,逐步移向耳根。

4. 每进行一项实验,均应等待血压和尿量基本恢复到对照值后再进行。

实验十四　瞳孔反射

实验目的

学会瞳孔对光反射和近反射检查方法,了解其生理意义。

实验对象

人。

实验用品

手电筒,遮光板。

实验项目

1. 瞳孔对光反射

(1) 直接对光反射:在较暗处,先观察受试者两眼瞳孔大小,然后用手电筒照射受试者一眼,立即可见其瞳孔缩小;停止照射,瞳孔又放大。

(2) 间接对光反射:用遮光板将受试者两眼视野分开,检查者用手电筒照射一眼,可见另一眼瞳孔也缩小。

2. 瞳孔近反射　让受试者注视正前方远处某一物体,观察其瞳孔大小;再让受试者目不转睛地注视该物体由远处迅速移至眼前,观察其瞳孔变化。

● 注意事项

1. 受试者应注视 5 m 远以外处,不可注视灯光,避免影响检查结果。

2. 瞳孔大小可参考下列数值:正常瞳孔的平均直径为 2～3 mm,小于 2 mm 为瞳孔缩小,大于 3 mm 为中等瞳孔,大于 5 mm 为瞳孔扩大。

实验十五　视敏度测定

● 实验目的

学会视敏度(视力)测定方法,了解测定原理。

● 实验对象

人。

● 实验原理

视敏度是指分辨两点之间最小距离的能力。通常以眼能分辨两点间的最小视角来表示视敏度,即视敏度＝1/视角。视角是物体上两点光线射入眼球,通过节点时交叉形成的夹角。正常眼能分辨的最小视角(α')为 1 分角(1/60 度)。用标准对数视力表测定视力,可用小数记录(V)或 5 分记录(L)。

● 实验用品

标准对数视力表、遮光板、指示棒、米尺等。

● 实验步骤

1. 将视力表挂在光线充足而均匀的地方,视力表挂的高度要求表上第 10 行字与受试者眼睛在同一水平。

2. 让受试者站(坐)在距视力表前 5 m 处测试。

3. 检查双眼视力。

(1)受试者用遮眼板遮住一眼,另一眼看视力表,一般先检查右眼,后检查左眼。

(2)检查者用指示棒从上而下逐行指点,嘱受试者说出或以手势表示字母缺口方向,直到能辨认最小的字行为止,该字行表旁的数值即为该眼的视力。

● 注意事项

1. 视力表须挂在光线充足而均匀的地方。

生理学基础

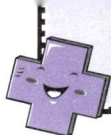

2. 用遮眼板遮挡眼睛时切勿按压过力,以免产生视力模糊,影响该眼视力测定结果。

实验十六　色觉检查

实验目的

检查眼的辨色能力,学会检查方法。

实验对象

人

实验原理

色觉是视锥细胞的功能,可用色盲检查图检查色觉是否正常。

实验用品

色盲检查图。

实验步骤

在明亮、均匀的自然光线下,检查者向受试者逐页展示色盲图,嘱受试者尽快回答所见的数字或图形,注意受试者回答是否正确,时间是否超过 30 秒。若有错误,可查阅色盲图中说明,确定受试者属于哪类色盲。

注意事项

1. 检查应在明亮、均匀的自然光线下进行,不宜在直射日光或灯光下检查,以免影响检查结果。

2. 色盲检查图距离受试者眼睛以 30 cm 左右为宜。

3. 读图速度越快越好,速度太慢影响检查结果,以致对色弱者不易检出。一般 3 秒左右可得答案,最长不超过 10 秒。

实验十七　人体腱反射检查

实验目的

了解人体腱反射的临床意义及其检查方法。

● 实验对象

人

● 实验原理

腱反射的反射弧比较简单,当反射弧的某一环节发生病变时,反射活动将产生相应的变化。腱反射的检查有助于诊断神经系统的病变部位(实验表-4),在临床上有重要参考价值。

实验表-4 临床检查的腱反射

反射名称	检查方法	中 枢	反 应
肱二头肌腱反射	叩击肱二头肌肌腱	颈髓 5~6 节	肘关节屈曲
肱三头肌腱反射	叩击肱三头肌肌腱	颈髓 6~7 节	肘关节伸展
膝反射	叩击膝下股四头肌肌腱	腰髓 2~4 节	膝关节伸展
跟腱反射	叩击跟腱	骶髓 1~2 节	踝关节跖屈

● 实验用品

叩诊锤。

● 实验项目

1. 肱二头肌反射(屈肘反射) 受试者取坐位,检查者用左手托住受试者右肘部,左前臂托住受试者的前臂,并以左手拇指按于受试者的右肘部肱二头肌肌腱上,然后用叩诊槌叩击检查者自己的左拇指。正常反应为肱二头肌收缩,表现为前臂呈快速的屈曲动作。

2. 肱三头肌腱反射(伸肘反射) 使受试者的上臂稍外展,前臂及上臂半屈成90°,检查者以左手托住其右肘部内侧,然后用叩诊槌轻叩尺骨鹰嘴的上方 1.5~2 cm 处。正常反应为肱三头肌收缩,表现为前臂伸展运动。

3. 膝反射 受试者取坐位,一腿架于另一腿上,小腿自然下垂。检查者用叩诊锤叩击其膝关节下方的股四头肌肌腱,反应为股四头肌收缩,表现为膝关节伸展(图 10-4)。

4. 跟腱反射 受试者一腿跪于椅上或床上,下肢于膝关节部呈直角屈曲,踝关节以下悬空。检查者用一手扶脚,使其跟腱稍被牵引,然后用叩诊锤叩击跟腱,正常反应为腓肠肌收缩,踝关节跖屈。

● 注意事项

1. 各项实验都须检查左右两侧,比较两侧有无差异。

2. 检查时,受试者肢体肌肉要尽量放松,否则反射活动不易出现。

3. 用叩诊锤叩击时,用力要适当,不能太重或太轻,而且左右两侧叩击的力量必须相同,否则无法对比。

生理学基础测试题

试卷一

一、名词解释

反射　负反馈　主动转运　血液凝固　心输出量　肺活量

二、填空题

1. 机体或组织对刺激发生反应的基本形式是＿＿＿＿＿＿＿＿和＿＿＿＿＿＿＿＿。

2. 神经调节的基本方式是＿＿＿＿＿＿＿＿，其结构基础为＿＿＿＿＿＿＿＿。

3. 对于反馈的类型：血糖、血压的调节属于＿＿＿＿＿＿＿，凝血、分娩属于＿＿＿＿＿＿＿。

4. 在血浆渗透压中，能维持细胞内外水平衡，保持红细胞正常形态的是＿＿＿＿＿＿＿；能调节毛细血管内外水平衡，维持正常血容量的是＿＿＿＿＿＿＿。

5. 红细胞生成所必需的原料是＿＿＿＿＿＿＿和＿＿＿＿＿＿＿。调节红细胞生成的主要体液因素是＿＿＿＿＿＿＿和＿＿＿＿＿＿＿。

6. 血小板的主要生理功能是维持＿＿＿＿＿＿＿＿＿＿、参与＿＿＿＿＿＿＿＿＿＿。

7. 血液凝固的基本过程大致分为三个步骤：＿＿＿＿＿＿＿＿，＿＿＿＿＿＿＿＿，＿＿＿＿＿＿＿＿。

8. 心肌细胞兴奋性周期变化经历＿＿＿＿＿＿＿、＿＿＿＿＿＿＿和＿＿＿＿＿＿＿，然后恢复正常。由于＿＿＿＿＿＿＿＿＿＿特别长，因此心肌不会发生强直收缩。

9. 正常成年人安静时收缩压为＿＿＿＿＿＿ mmHg，舒张压为＿＿＿＿＿＿ mmHg。安静情况下如果舒张压持续超过＿＿＿＿＿＿ mmHg 或收缩压持续超过＿＿＿＿＿＿ mmHg 称为高血压。

10. 微循环的三条血流通路为＿＿＿＿＿＿＿、＿＿＿＿＿＿＿、＿＿＿＿＿＿＿。其意义分别为＿＿＿＿＿＿＿、＿＿＿＿＿＿＿、＿＿＿＿＿＿＿。

11. 组织液生成的动力是＿＿＿＿＿＿＿，其中促使组织液生成的力量是＿＿＿＿＿＿＿和＿＿＿＿＿＿＿；促使组织液回流的力量是＿＿＿＿＿＿＿和＿＿＿＿＿＿＿。

12. 起化学感受性呼吸反射的刺激为＿＿＿＿＿＿＿、＿＿＿＿＿＿＿和＿＿＿＿＿＿＿。

三、选择题

1. 衡量组织兴奋性高低的指标是　　　　　　　　　　　　　　　　（　　）

   A. 阈值大小　　　　　　　　　B. 动作电位幅度大小

   C. 肌肉收缩强弱　　　　　　　D. 腺细胞分泌多少

2. 人体体温相对稳定有赖于　　　　　　　　　　　　　　　　　　（　　）

   A. 自身调节　　B. 条件反射　　C. 正反馈　　D. 负反馈

3. 在反射弧分析实验中,破坏青蛙的脊髓以后　　　　　　　　　　　　　(　　)
    A. 反应存在,反射消失　　　　　　　B. 反射存在,反应消失
    C. 反应,反射都存在　　　　　　　　D. 反应,反射都消失

4. K^+ 由细胞外进入细胞内属于　　　　　　　　　　　　　　　　　(　　)
    A. 通道扩散　　　　B. 载体扩散　　　　C. 单纯扩散　　　　D. 主动转运

5. 静息电位的大小主要取决于细胞膜内外　　　　　　　　　　　　　(　　)
    A. K^+ 浓度差　　　　　　　　　　　B. Na^+ 浓度差
    C. Cl^- 浓度差　　　　　　　　　　D. 有机负离子浓度差

6. 正常成人血液的有关数值,正确的是　　　　　　　　　　　　　　(　　)
    A. 血红蛋白(男)120～160 mg/L　　B. 白细胞总数(4.0～10.0)×10^9/L
    C. 血小板数(10～30)×10^9/ml　　D. 血液 pH 值 7.4±0.5

7. 血浆蛋白生理作用的叙述中错误的是　　　　　　　　　　　　　(　　)
    A. 参与机体防御功能　　　　　　　B. 维持血浆晶体渗透压
    C. 形成血浆胶体渗透压　　　　　　D. 参与凝血

8. 血清与血浆的主要区别是前者不含　　　　　　　　　　　　　　(　　)
    A. 白蛋白　　　　B. 球蛋白　　　　C. 纤维蛋白原　　　D. 纤溶酶原

9. 某人血清中无抗 A、抗 B 凝集素,红细胞膜无 D 抗原,其血型是　(　　)
    A. AB 型,RH 阴性　　　　　　　　B. O 型,RH 阳性
    C. AB 型,RH 阳性　　　　　　　　D. O 型,RH 阴性

10. 急需输血而无同型血液时,O 型血可少量输给其他血型的人是因为 O 型血(　　)
    A. 血清含抗 A、抗 B 凝集素　　　　B. 红细胞膜含有 A、B 凝集素
    C. 红细胞膜无 A、B 凝集原　　　　D. 血清中无抗 A、抗 A 凝集素

11. 维持红细胞正常形态的主要因素是　　　　　　　　　　　　　(　　)
    A. 组织液胶体渗透压　　　　　　　B. 血浆胶体渗透压
    C. 组织液晶体渗透压　　　　　　　D. 血浆晶体渗透压

12. 巨幼红细胞贫血是由于缺少　　　　　　　　　　　　　　　　(　　)
    A. 蛋白质和铁　　　　　　　　　　B. 促红细胞生成素
    C. 叶酸和维生素 B_{12}　　　　　　　D. 雄性激素

13. 在射血期时,心腔内压力变化是　　　　　　　　　　　　　　(　　)
    A. 房内压＞室内压＞动脉压　　　　B. 房内压＞室内压＜动脉压
    C. 房内压＜室内压＜动脉压　　　　D. 房内压＜室内压＞动脉压

14. 心动周期中,从房室瓣开始关闭到动脉瓣开放之前的时间称为　　(　　)
    A. 等容收缩期　　　B. 射血期　　　C. 等容舒张期　　　D. 充盈期

15. 心肌前负荷是指　　　　　　　　　　　　　　　　　　　　　(　　)
    A. 射血后心室剩余血量　　　　　　B. 静脉回心血量
    C. 心室舒张末期充盈量　　　　　　D. 等容舒张期血量

16. 心室肌细胞动作电位主要特点是　　　　　　　　　　　　　　(　　)
    A. 除极过程快　　　　　　　　　　B. 复极过程慢
    C. 形成 2 期平台　　　　　　　　　D. 4 期膜电位稳定

160

17. 心脏正常起搏点是　　　　　　　　　　　　　　　　　　　　（　　）
　　A. 窦房结　　　　　　　　　　　　B. 房室交界
　　C. 浦肯野纤维　　　　　　　　　　D. 房室束及其分支
18. 心肌兴奋性的周期变化中最长时期是　　　　　　　　　　　　（　　）
　　A. 相对不应期　　B. 绝对不应期　　C. 有效不应期　　D. 超常期
19. 心电图上代表兴奋从窦房结传到心室肌兴奋开始所需时间是　　（　　）
　　A. PR 间期　　　B. PR 段　　　　C. QT 间期　　　D. ST 段
20. 下列因素变化中主要影响收缩压的是　　　　　　　　　　　　（　　）
　　A. 心率　　　　　B. 每搏量　　　　C. 外周阻力　　　D. 大动脉管壁弹性
21. 正常情况决定组织液生成和回流的主要因素是　　　　　　　　（　　）
　　A. 毛细血管血压　　　　　　　　　B. 血浆胶体渗透压
　　C. 组织液胶体渗透压　　　　　　　D. 组织液静水压
22. 右心衰竭引起下肢浮肿的直接因素是　　　　　　　　　　　　（　　）
　　A. 右心收缩力减弱　　　　　　　　B. 中心静脉压升高
　　C. 静脉系统淤血　　　　　　　　　D. 毛细血管血压升高
23. 心室充盈动力主要是　　　　　　　　　　　　　　　　　　　（　　）
　　A. 心房收缩　　　B. 心室舒张　　　C. 心房舒张　　　D. 心室收缩
24. 去甲肾上腺素对心血管系统最主要的生理作用是　　　　　　　（　　）
　　A. 使心输出量增加　　　　　　　　B. 使外周阻力加大
　　C. 使心率加快　　　　　　　　　　D. 使心肌收缩力增强
25. 决定肺泡和血液间气体交换方向的因素是　　　　　　　　　　（　　）
　　A. 呼吸膜通透性　　　　　　　　　B. 气体的溶解度
　　C. 呼吸膜两侧气体分压差　　　　　D. 呼吸膜面积
27. 正常人体二氧化碳分压最高是在　　　　　　　　　　　　　　（　　）
　　A. 肺泡气　　　　B. 静脉血　　　　C. 动脉血　　　　D. 组织中
28. 下列血中化学因素变化可兴奋呼吸的是　　　　　　　　　　　（　　）
　　A. CO_2 降低　　　　　　　　　　B. O_2 轻度降低
　　C. H^+ 浓度降低　　　　　　　　　D. CO_2 过高
29. 缺氧引起呼吸兴奋的原因是　　　　　　　　　　　　　　　　（　　）
　　A. 直接兴奋呼吸中枢　　　　　　　B. 刺激外周化学感受器
　　C. 刺激中枢化学感受器　　　　　　D. 通过肺牵张反射
30. 呼吸中枢的正常兴奋性依赖于　　　　　　　　　　　　　　　（　　）
　　A. 高浓度 CO_2　　　　　　　　　B. 氧分压的降低
　　C. 氢离子浓度降低　　　　　　　　D. 一定浓度的 CO_2

四、问答题
　1. 用所学知识分析贫血种类和原因。
　2. 动脉血压如何形成的？影响动脉血压的因素有哪些？
　3. CO_2 浓度增加对呼吸的影响及意义？

生理学基础测试题

试卷二

一、名词解释

吸收

基础代谢率

肾糖阈

渗透性利尿

牵涉痛

激素

二、填空题

1. 胃液的主要成分包括_____，_____，_____和_____。
2. 影响能量代谢的因素主要有_____、_____、_____和_____。
6. 皮肤散热方式有_____、_____、_____和_____。
4. 尿生成可分三个基本环节：_____、_____以及_____。
5. 肾小管重吸收的主要部位是_____，正常情况下在该处完全被吸收的物质有_____和_____。
6. 视网膜上分辨力较强的感光细胞是_____，对光敏感性较高的是_____。
7. 感觉投射系统可分为_____和_____，前者功能为_____，后者功能为_____。
8. 胆碱能受体可分为_____和_____，阿托品是_____的阻滞药。肾上腺素受体分为_____和_____，心得安（普萘洛尔）是_____的阻滞药。
9. 激素按其化学本质可分为两大类，一类是_____，另一类是_____。
10. 胰岛素分泌不足将产生_____。幼年时期甲状腺激素分泌不足可致_____。成年期生长素分泌过多将产生_____。
11. 根据子宫内膜的变化，月经周期可分_____、_____和_____。

三、选择题

1. 对脂肪和蛋白质的消化作用最强的是 （ ）
   A. 胃液　　　　B. 胆汁　　　　C. 胰液　　　　D. 小肠液
2. 巨幼红细胞贫血与胃液中缺乏什么有关 （ ）
   A. 盐酸　　　　B. 胃蛋白酶　　C. 黏液　　　　D. 内因子
3. 消化管内含有消化酶最多的部位是 （ ）
   A. 口腔　　　　B. 胃　　　　　C. 小肠　　　　D. 大肠

4. 胆汁中与脂肪消化有关的主要成分是 （　）
　　A. 胆盐　　　　　　B. 胆酸　　　　　C. 胆固醇　　　　　D. 胆色素
5. 营养物质的主要吸收部位是 （　）
　　A. 口腔　　　　　　　　　　　　　B. 胃
　　C. 十二指肠和空肠　　　　　　　　D. 回肠和结肠
6. 大量，长期使用广谱抗生素易致哪些维生素缺乏 （　）
　　A. 维生素 B 和维生素 A　　　　　　B. 维生素 B 和维生素 D
　　C. 维生素 B 和维生素 D　　　　　　D. 维生素 B 和维生素 K
7. 关于体温的生理变异，错误的是 （　）
　　A. 早晨 2～6 时最低，下午 1～6 时最高
　　B. 女性月经期体温最高
　　C. 幼儿体温高于成年
　　D. 情绪激动紧张，体温会升高
8. 测定基础代谢主要反映 （　）
　　A. 肾上腺皮质的功能　　　　　　　　B. 肾上腺髓质的功能
　　C. 甲状腺的功能　　　　　　　　　　D. 甲状旁腺的功能
9. 给高热病人乙醇擦浴，其降温原理主要是 （　）
　　A. 辐射　　　　　　B. 传导　　　　　C. 对流　　　　　D. 蒸发
10. 直接影响远曲小管和集合管重吸收水的激素是 （　）
　　A. 醛固酮　　　　　B. 血管升压素　　C. 甲状旁腺素　　D. 心房钠尿肽
11. 肾小球滤过液中，大部分溶质吸收的部位是 （　）
　　A. 近球小管　　　　B. 髓袢细段　　　C. 远曲小管　　　D. 集合管
12. 下列物质中不是肾小管分泌的有 （　）
　　A. NH_3　　　　　B. H^+　　　　　C. 尿素　　　　　D. K^+
13. 每昼夜代谢产物的排出至少需溶解于 （　）
　　A. 0.1 L 尿液　　　B. 0.5 L 尿液　　C. 1.0 L 尿液　　D. 1.5 L 尿液
14. 影响肾小球滤过的因素不包括 （　）
　　A. 肾血浆流量　　　　　　　　　　　B. 血糖浓度
　　C. 有效滤过压　　　　　　　　　　　D. 滤过膜通透性及有效滤过面积
15. 正常情况下，影响尿量最主要因素是 （　）
　　A. 肾血流量　　　　B. 有效滤过压　　C. 滤过率　　　　D. 抗利尿激素水平
16. 瞳孔对光反射中枢在 （　）
　　A. 大脑皮层　　　　B. 下丘脑　　　　C. 中脑　　　　　D. 脑桥
17. 视远物时，平行光线聚焦在视网膜之前称为 （　）
　　A. 近视眼　　　　　B. 远视眼　　　　C. 散光眼　　　　D. 老花眼
18. 下列哪项不是中枢信息传递的特征 （　）
　　A. 单向传递　　　　B. 总和　　　　　C. 中枢延搁　　　D. 相对不疲劳性
19. 属于肾上腺素能纤维的是 （　）
　　A. 交感神经节前纤维　　　　　　　　B. 副交感神经节后纤维
　　C. 支配汗腺的神经纤维　　　　　　　D. 绝大部分交感神经节后纤维

20. 副交感神经活动增强，正确的是 （　　）
　　A. 支气管平滑肌舒张　　　　　　B. 胃肠道平滑肌收缩
　　C. 胰岛素分泌减少　　　　　　　D. 心肌收缩增加

21. 人区别于动物，主要是 （　　）
　　A. 有第 1 信号系统　　　　　　　B. 有第 2 信号系统
　　C. 有条件反射　　　　　　　　　D. 有非条件反射

22. 交感神经兴奋可出现 （　　）
　　A. 心脏活动增强　　　　　　　　B. 支气管平滑肌收缩
　　C. 瞳孔缩小　　　　　　　　　　D. 逼尿肌收缩

23. 甲状腺激素对生长发育有重要影响的器官是 （　　）
　　A. 内脏　　　　　B. 皮肤和肌肉　　　C. 脑　　　　　D. 骨骼和神经

24. 盐皮质激素的主要作用是 （　　）
　　A. 保钠排钾　　　B. 保钾排钠　　　C. 升高血糖　　　D. 排酸保碱

25. 子宫内膜脱落引起月经的原因是 （　　）
　　A. 血中雌激素浓度高　　　　　　B. 血中孕激素浓度高
　　C. 血中雌、孕激素都高　　　　　D. 血中雌、孕激素都低

四、问答题
1. 据所学知识，简要说明如何降低高热病人的体温。
2. 影响肾小球滤过和肾小管重吸收的因素有哪些？
3. 说出折光异常的类型及矫正方法。
4. 交感神经生理功能及意义如何？
5. 解释地方性甲状腺肿的原因。

主要参考文献

1. 朱大年. 生理学. 第七版. 北京：人民卫生出版社，2008
2. 姚泰. 生理学. 上海：复旦大学出版社，2004
3. 彭波. 生理学. 第二版. 北京：人民卫生出版社，2008
4. 刘玲爱. 生理学. 第五版. 北京：人民卫生出版社，2008
5. 汪光宣. 生理学. 南京：东南大学出版社，2006
6. 白波. 生理学. 北京：人民卫生出版社，2004
7. 甘声华. 生理学. 第三版. 北京：人民卫生出版社，2004